बच्चों के लिए

जंगल की कहानियाँ

GOOPU BOOKS

An Imprint of वी एण्ड एस पब्लिशर्स

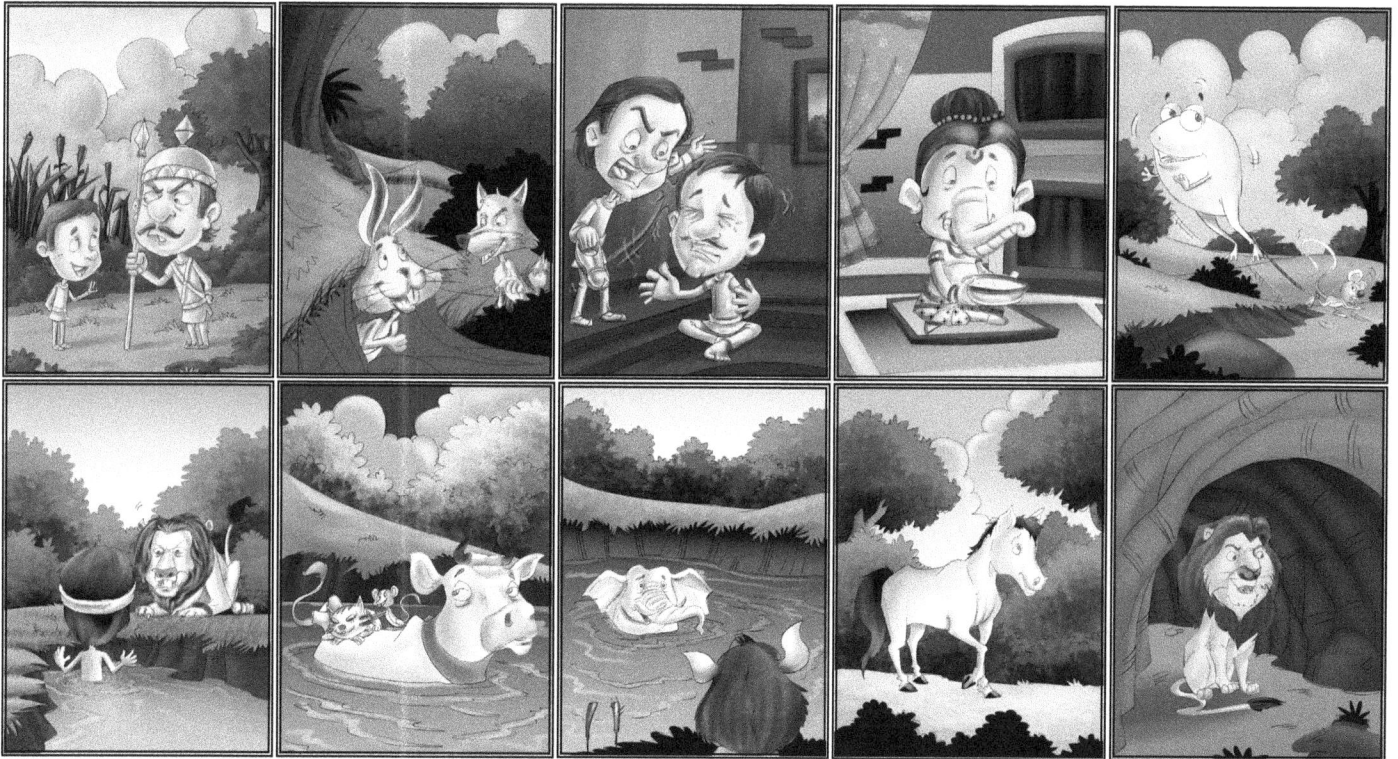

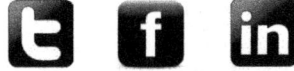

प्रकाशक

GOOPU BOOKS

An Imprint of वी एण्ड एस पब्लिशर्स

F-2/16, अंसारी रोड, दरियागंज, नई दिल्ली-110002
23240026, 23240027 • फैक्स: 011-23240028
E-mail: info@vspublishers.com • *Website:* www.vspublishers.com

शाखा: हैदराबाद
5-1-707/1, ब्रिज भवन (सेन्ट्रल बैंक ऑफ इण्डिया लेन के पास)
बैंक स्ट्रीट, कोटी, हैदराबाद-500 095
040-24737290
E-mail: vspublishershyd@gmail.com

फ़ॉलो करें:

किसी प्रकार के सम्पर्क हेतु एसएमएस करें: **VSPUB** to **56161**

हमारी सभी पुस्तकें **www.vspublishers.com** पर उपलब्ध हैं

मुद्रक: परम ऑफसेटर्स, ओखला, नई दिल्ली-110020

प्रकाशकीय

अनेक वर्षों से जन विकास सम्बन्धी पुस्तकें प्रकाशित करने के पश्चात् वी एण्ड एस पब्लिशर्स ने बच्चों के मनोरंजन के लिए कहानियों की कुछ चुनिंदा पुस्तकें प्रकाशित करने का निश्चय किया है। ये पुस्तकें बाजार में बिक रही कहानी की साधारण पुस्तकों से थोड़ी अलग हटकर है जो बच्चों का भरपूर मनोरंजन करने के साथ उनका ज्ञानवर्द्धन भी करेगी। हम गोपू बुक्स सीरीज के तहत पंचतंत्र की कहानियाँ पहले ही प्रकाशित कर चुके हैं। गोपू बुक्स को बाजार से भरपूर सराहना मिली है। पाठकों से मिल रही निरंतर प्रशंसा से उत्साहित होकर हम अपने पाठकों के लिए कहानियों की दूसरी विशिष्ट श्रृंखला प्रकाशित कर रहे हैं।

प्रस्तुत पुस्तक 'बच्चों के लिए जंगल की कहानियाँ' घने जंगल में रहने वाले काइयाँ मगर चतुर जानवरों के दांवपेंच की रोचक कहानियों का अनूठा संकलन है। कहानी लेखन के द्वारा लेखक ने इस बात का विशेषतौर पर ध्यान रखा है कि कोई भी कहानी एक पेज से अधिक नहीं हो। इस श्रृंखला में कहानियों की पाँच पुस्तकें हैं। सभी पुस्तकों में पचास-पचास बेजोड़ कहानियों का अनूठा संग्रह है।

पुस्तक की भाषाशैली अत्यन्त सहज तथा भावपूर्ण होने के कारण ये पुस्तकें बच्चों के बीच अवश्य लोकप्रिय होगी। प्रत्येक कहानी के अन्त में कहानी से मिलने वाली सीख की जानकारी भी दी गयी है, जिसे बच्चे पढ़कर ज्ञान अर्जित कर सकते हैं।

हमें पूर्ण विश्वास है कि ये छोटी-छोटी कहानियाँ कम समय में बालमन को गुदगुदाने के साथ अभिभावकों का भी मनोरंजन करेगी।

विषय—सूची

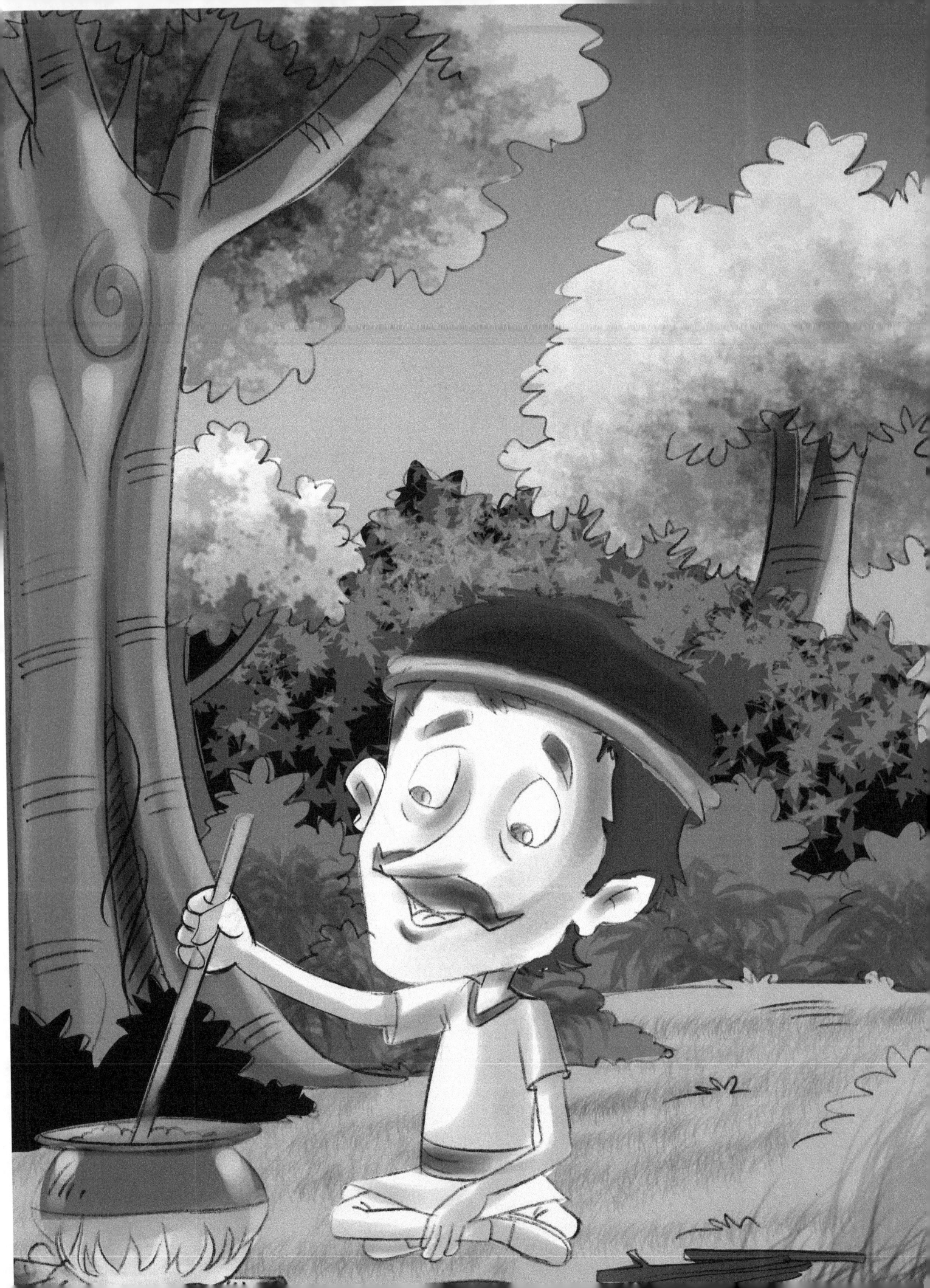

1

कुबुद्धि का फल

रामलाल ने अपने बेटे का विवाह किया। दहेज में मिले सामान को ढोने के लिए ससुराल वालों ने कई गधे दिये। एक गधा ऊधमी था। वह बड़ी उछल-कूद और तोड़-फोड़ करता। रामलाल ने उसे बीच रास्ते में छोड़ दिया। वह जंगल में स्वतन्त्र विचरण करने लगा। एक दिन वहाँ एक गाड़ीवान आया। वृक्ष की छाँह में विश्राम के लिए उतरा। बैलों को एक पेड़ से बाँध दिया और स्वयं रसोई पकाने लगा।

गधा घूमता-फिरता उन बैलों के पास जा पहुँचा। वह बोला, 'देखो, मेरी बात मानो तो तुम इस भार ढोने के कष्ट से मुक्त हो सकते हो।' दोनों बैलों में एक मामा था और दूसरा भानजा। मामा को गधे की बात अच्छी लगी जबकि भानजे बैल ने फटकारते हुए कहा, 'हमारा स्वामी हमें कितना ध्यान से रखता है, यह नहीं देखते।' गधा बोला, 'आखिर हो तो परतन्त्र ही।' मामा बैल ने गधे की सिखायी बातों पर चलने की ठान ली। जैसे गाड़ी चली और मामा बैल चलते-चलते गिर पड़ा। अब वह थोड़ा दूर चलता और फिर गिर पड़ता। गिरते ही जोर-जोर से साँसें लेने लगता।

गाड़ीवान ने समझा बैल बीमार हो गया है। लेकिन एक बैल से गाड़ी कैसे चलती? उसने आस-पास देखा एक गधा घूम रहा था। गाड़ीवान ने आव देखा ना ताव, तुरन्त गधे को पकड़ा और गाड़ी में जोत दिया और बीमार मामा बैल को गाड़ी पर चढ़ा दिया। गधे को बैल की जगह जुतते देख भानजा बैल मुस्कराया और कहा, 'कुबुद्धि सिखाने वाले के साथ यही होता है।'

शिक्षा

जैसे को तैसा मिले, यही समय की सीख है।

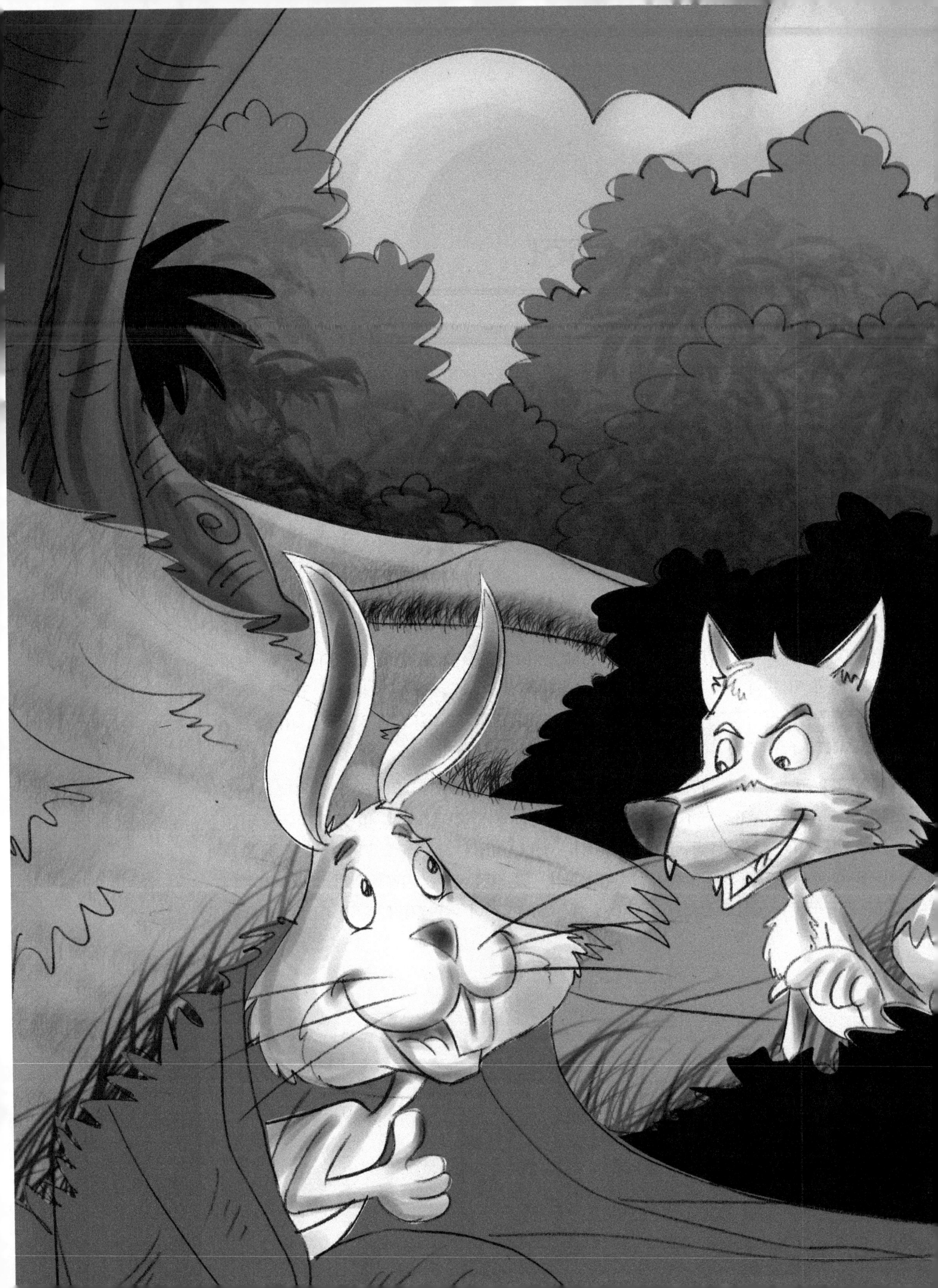

2

चौधराई की खींचतान

एक जंगल था। जंगल में एक लोमड़ी थी। वह खुद को बहुत होशियार समझती थी। एक बार एक खरगोश भागता हुआ उसकी खोह में आ छिपा। उसके पीछे दो बाघ दौड़ रहे थे। लोमड़ी ने पूछा, 'तुम प्राणों को हथेली पर लेकर कैसे भागते हुए आये हो?' खरगोश ने अपनी उखड़ी हुई साँसे सम्भाली और अपने डर को छुपाते हुए बोला, 'बहन! जंगल के सभी जानवर मिलकर मुझे चौधराई का पद देना चाहते थे। मैं इस पचड़े में नहीं पड़ना चाहता था। इसलिए बड़ी कठिनाई से उनके चंगुल से निकल भागा हूँ।'

लोमड़ी ने कहा, 'तुम मूर्ख हो क्या? चौधराई की तो अपनी शान है, बड़ा सम्मान है। हाथ में सत्ता हो तो फिर कहना ही क्या?' खरगोश ने कहा, 'बहन फिर ऐसा करो कि यह पद तुम ही ले लो, मुझसे तो नहीं सम्भाला जाता।' लोमड़ी का मन ललचाया और वह चौधराई का पद लेने के लिए बाहर निकली। जैसे ही वह बाहर निकली, तो देखा बाहर दो खूँखार बाघ खरगोश के बाहर निकलने की प्रतीक्षा कर रहे थे। लोमड़ी को बाहर आते देख दोनों ने एक साथ झपट्टा मारा, लोमड़ी ने जैसे-तैसे अपनी जान बचायी लेकिन इस कोशिश में उसके दोनों कान बाघों के हत्थे चढ़ गये। वह वापस दौड़कर खोह में घुस गयी। कान गँवा कर लोमड़ी को खोह में आते देख खरगोश ने पूछा, 'क्यों बहन इतनी जल्दी वापस कैसे आ गयी?' लोमड़ी ने ठण्डी साँस लेते हुए कहा, 'चौधराई में कान खिंचाई की खींचतान बहुत है।' अपनी योग्यता को विकसित किये बिना शासक बनने का यत्न करने वालों के साथ अकसर यही होता है।

शिक्षा

बिना योग्यता के किसी भी पद की इच्छा नहीं करनी चाहिए।

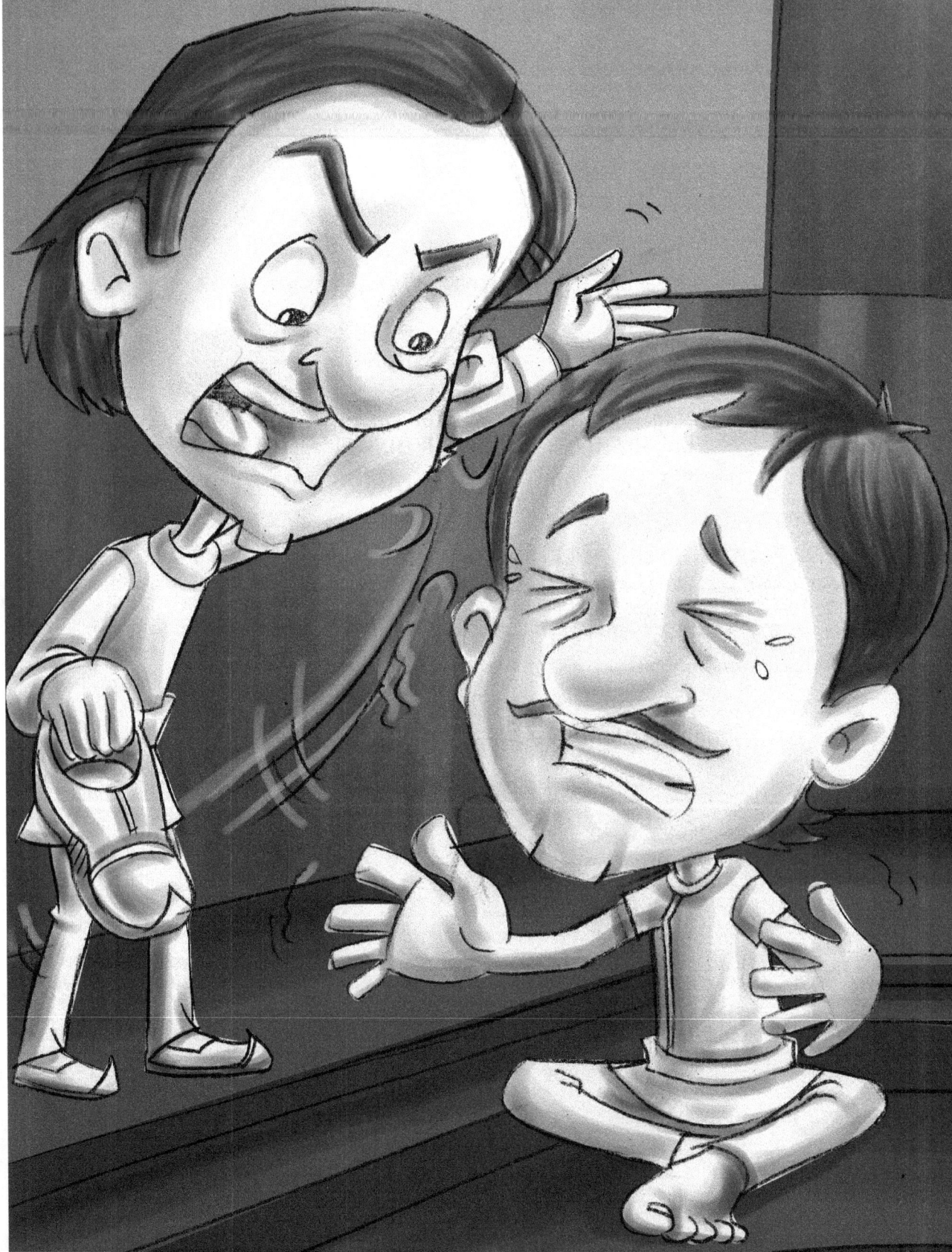

3

सोने का घोड़ा

श्योपुर गाँव में माणिक नाम का एक व्यक्ति रहता था। माणिक हर बात को लम्बी-चौड़ी करके कहता। गप्प हाँकना उसका स्वभाव बन गया था। एक दिन माणिक अपने घर के बाहर बैठा था। इतने में राजा के सिपाही कुछ ढूँढ़ते हुए उधर आये। आते ही माणिक से पूछा कि क्या उसने किसी श्वेत घोड़े को इधर से जाते हुए देखा हैं। माणिक ने अपनी आदत मुताबिक कहा कि सोने के रंग वाला घोड़ा जिसने देखा हो वह चाँदी के रंग वाले घोड़े पर क्यों ध्यान देगा? माणिक की बात सिपाहियों ने राजा तक पहुँचा दी कि एक नागरिक के पास सोने जैसे रंग का एक घोड़ा है, ऐसा घोड़ा तो राजा के पास ही शोभा पाता है।

माणिक को तुरन्त बुलावा भेजा गया। राजा ने माणिक से कहा कि तुम अपना सुनहरा घोड़ा मुझे दे दो और बदले में तुम्हें राजकोष से मुँहमाँगा सोना दे दिया जायेगा। माणिक ने अपनी आदतवश जवाब दिया कि मैं सोना लेकर क्या करूँगा, मैंने तो हीरों के ढेर देखें हैं। राजा ने कहा कि फिर तुम चाहो जितने हीरे ले लो, पर सुनहरा घोड़ा मुझे दे दो। माणिक की जुबान से निकला मुझे हीरों की क्या कमी, मैंने तो रत्नों के भण्डार बिखरे देखें है।

राजा ने फिर कहा कि तुम चाहो जितने रत्न ले लो, पर सुनहरे रंग वाला घोड़ा मुझे दे दो। माणिक ने कहा- क्या सोना, क्या हीरे, क्या मोती, क्या सुनहरे रंग वाला घोड़ा, मैंने तो उड़ने वाला घोड़ा देखा है। सब समझ गये कि माणिक की झूठमूठ लम्बी-चौड़ी हाँकने की आदत है। अन्त में राजा ने क्रोधित होते हुए कहा, 'तुमने जेल की कालकोठरी देखी है?' माणिक ने थर-थर काँपते हुए हाथ जोड़ लिये। दयावश राजा ने उसे छोड़ दिया और जान पर बनने के बाद माणिक की आदत भी छूट गयी।

शिक्षा

अधिक गप्प हाँकने वाले की कभी-कभी जान पर भी बन आती है।

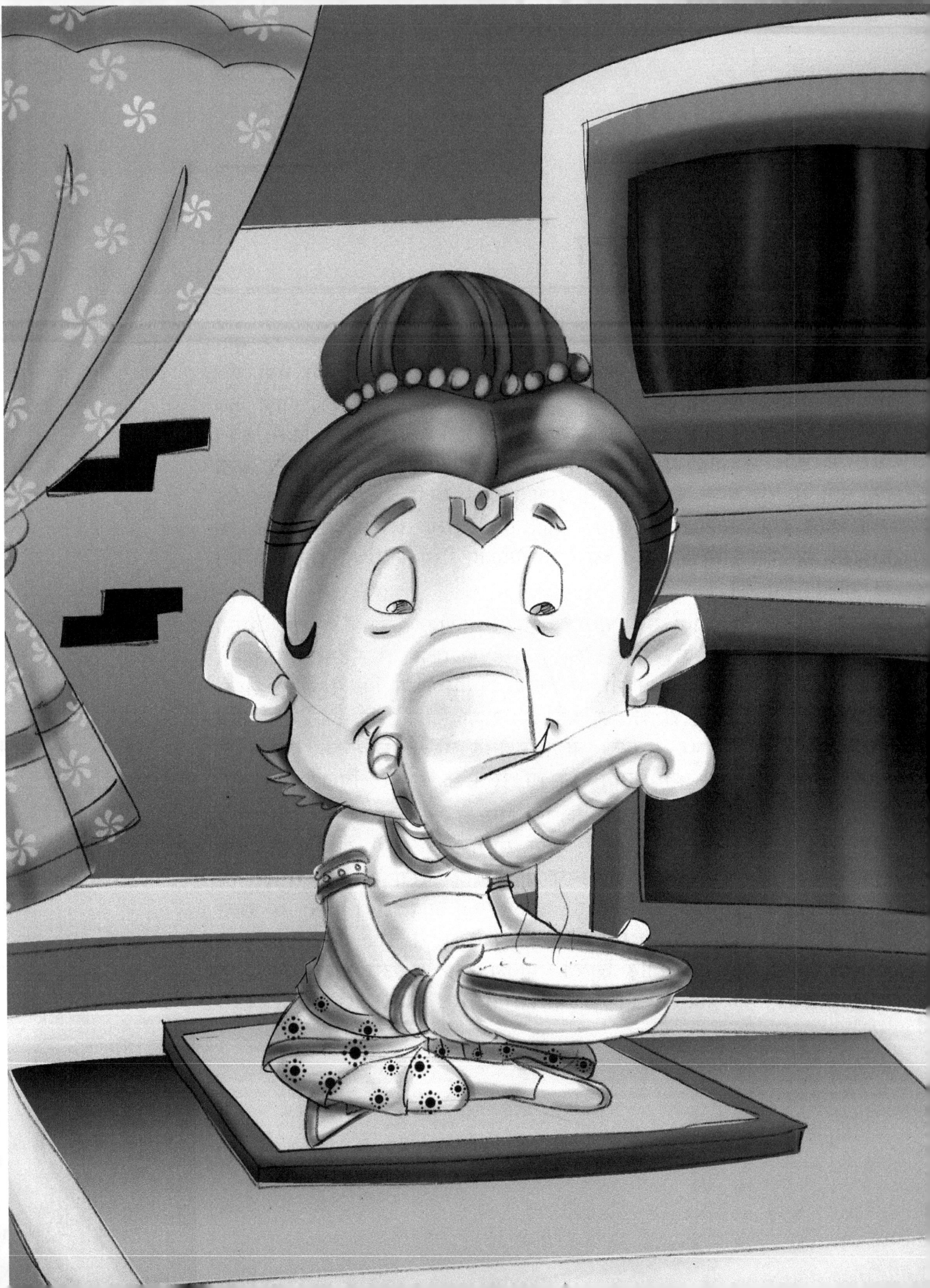

१

सिंह किसके जजमान

मानसरोवर के तीर पर एक हंस रोज उड़ता हुआ आता। शान्त मानसरोवर झील में किलोलें करता और किनारे बैठकर अपने पंखों को सुखाया करता। पास में ही एक मन्दिर था। वहाँ भोला नामक श्रद्धालु भगवान के दर्शन करने आया करता था। आते-जाते वह मानसरोवर के हंस को भी प्रणाम करता। बदले में हंस उसे एक स्वर्णमुद्रा देता। यह क्रम कई दिनों तक चलता रहा एक दिन की बात है। समीप के जंगल से एक शेर मानसरोवर पर पानी पीने के लिए चला आया। उसे देखकर हंस भयभीत होकर वहाँ से उड़ गया और उसके स्थान पर एक कौआ आकर बैठ गया।

उस रोज जब भोला मन्दिर पहुँचने के बाद मानसरोवर की तरफ बढ़ रहा था कि मन्दिर के पुजारी ने उसे रोक कर पूछा, 'कहाँ जा रहें हो भाई?' उसने कहा, 'मानसरोवर के तीर पर एक हंस निवास करने लगा है। मैं रोज उससे मिलने जाता हूँ। हमारा आपस में बहुत प्रेम हैं, जब तक मैं उसे देख नहीं लेता, मेरा मन नहीं लगता और बदले में वह मुझे एक स्वर्णमुद्रा देता हैं, जिसे मैं गरीबों में बाँट देता हूँ।'

इतनी बात सुनकर पुजारी ने ठण्डी साँस लेते हुए कहा, 'हंसा उड़ सरवर गया, काग भया प्रधान, विप्र अपने घर जाइए, सिंह किसके जजमान!' यानी अब मानसरोवर पर सिंह का कब्जा हो गया है, हंस के स्थान पर कौआ विराजमान हो गया है अतः अच्छा होगा कि आप उस तरफ मत जाओ, सिंह आपका प्राणान्त भी कर सकता है। भोला ने दूर से ही देखा पुजारी ठीक कह रहे थे। समय बदल चुका था और हंस के बजाय कौए की काँव-काँव मानसरोवर में गूँज रही थी। समय के बदलाव को भाँपते हुए भोला ने सीधे घर की राह पकड़ना ही उचित समझा।

शिक्षा

समय परिवर्तनशील है, अतः समय को देखकर उसी के अनुसार ही चलने में भलाई है।

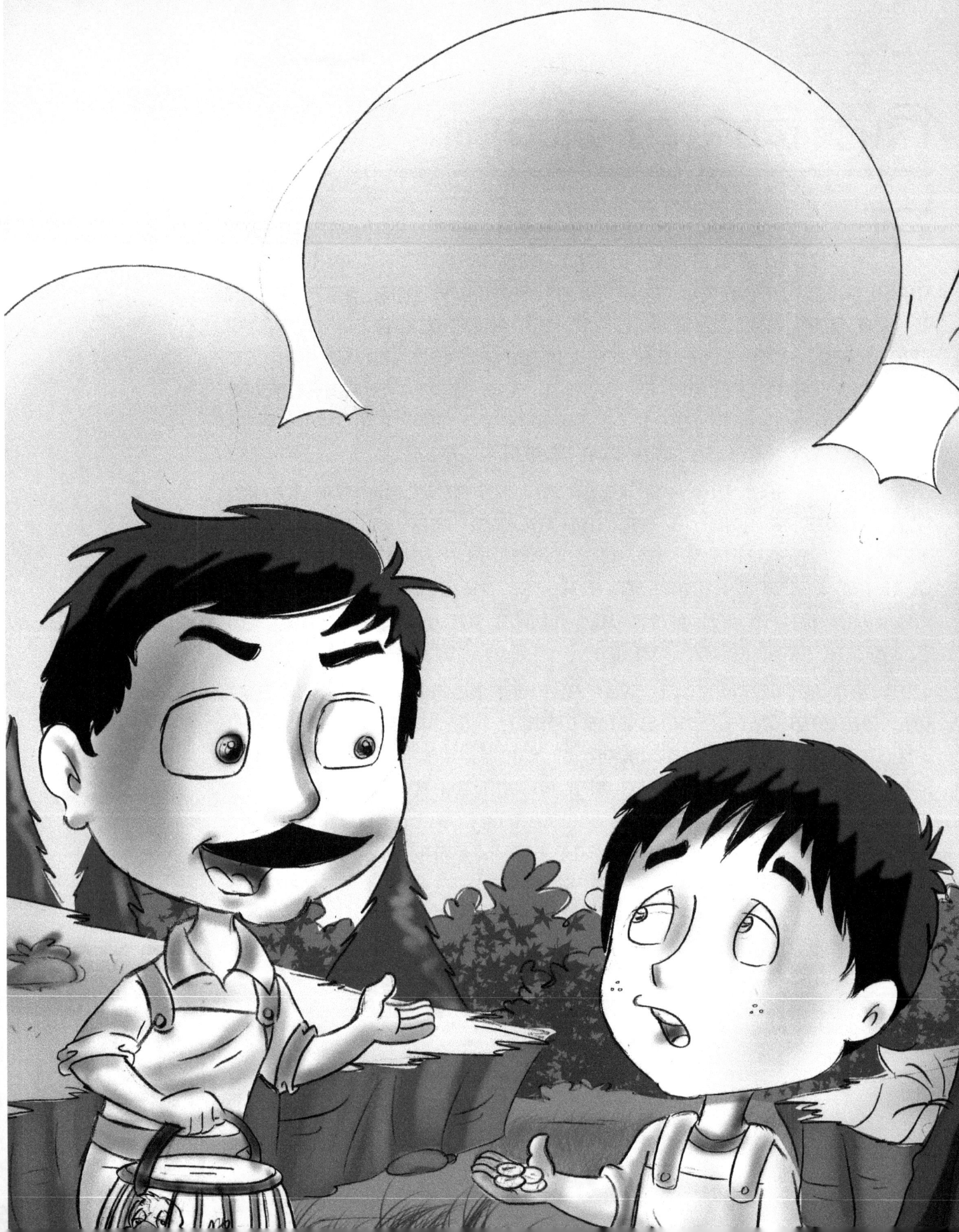

5

रहमदिल लड़का

फ्रांस के एक छोटे से नगर में एक दयालु लड़का जॉन रहता था। उसे जंगली पक्षियों से बड़ा प्रेम था। वह पक्षियों की बोली पहचान लेता था। एक दिन जब वह कहीं जा रहा था, तो अचानक उसे एक पक्षी की आवाज सुनायी दी। उसे लगा कि पक्षी की आवाज में उदासी है। थोड़ी ही दूर पर उसे एक आदमी मिला, जिसने एक पक्षी को पिंजरे में कैद कर रखा था। जॉन जानता था कि लोग इस पक्षी का माँस बहुत पसन्द करते है, इसलिए जो खरीदेगा, वह इसे मारकर खायेगा ही।

जॉन ने पक्षी बेचने वाले के पास जाकर उसका दाम पूछा, फिर अपनी जेब को टटोला। उसके पास पूरे पैसे नहीं थे। जॉन ने पक्षी बेचने वाले से कहा, 'लो ये पैसे रखो। इसे मैंने खरीद लिया है, पर मेरे पास पैसे कुछ कम हैं, अभी लेकर आता हूँ। तुम इस पक्षी को किसी अन्य को मत देना।' इतना कहकर वह दौड़ा-दौड़ा घर गया, लेकिन देखता क्या है कि उसकी माँ कहीं गयी हुई है। अब क्या हो? उसे डर था कि यदि देर हो गयी, तो उस पक्षी को और कोई खरीद कर ले जायेगा। उसके प्राण संकट में पड़ जायेंगे।

खड़े-खड़े जॉन को अपने गुरु का ध्यान आया। तपती दोपहरी में वह दौड़ता हुआ गुरु के पास पहुँचा। एक ही साँस में उसने पूरी बात गुरुजी को कह सुनायी। गुरु बड़े रहमदिल थे। उन्होंने तुरन्त उसे पैसे दे दिये। वह एक क्षण नहीं रुका। दौड़कर उस जगह पहुँचा तो देखा, एक व्यक्ति उसका मोल-तोल कर रहा है। जॉन ने वहाँ पहुँचकर उसके पैसे चुका दिये और पिंजरे को लेकर घर चला आया। घर पहुँचते ही गरमी से उसका सिर चकराने लगा।

जब वह थोड़ा ठीक हुआ, तो उसने सबसे पहले पिंजरे की ओर देखा और जाकर पक्षी को पुचकारा। पक्षी ने भी जवाब में पुलकित होकर पंख फड़फड़ायें और प्राणदाता का बड़ा आभार माना। फिर जॉन ने पिंजरे को उठाया और उसे घर के बाहर किसी निर्जन स्थान पर ले गया। वहाँ जाकर जॉन ने पक्षी को आजाद कर दिया। पक्षी ने एक बार पुनः प्यार से उसकी ओर देखा और आकाश में उड़ गया।

शिक्षा

किसी को जीवनदान देने से बड़ा कोई सुख नहीं होता।

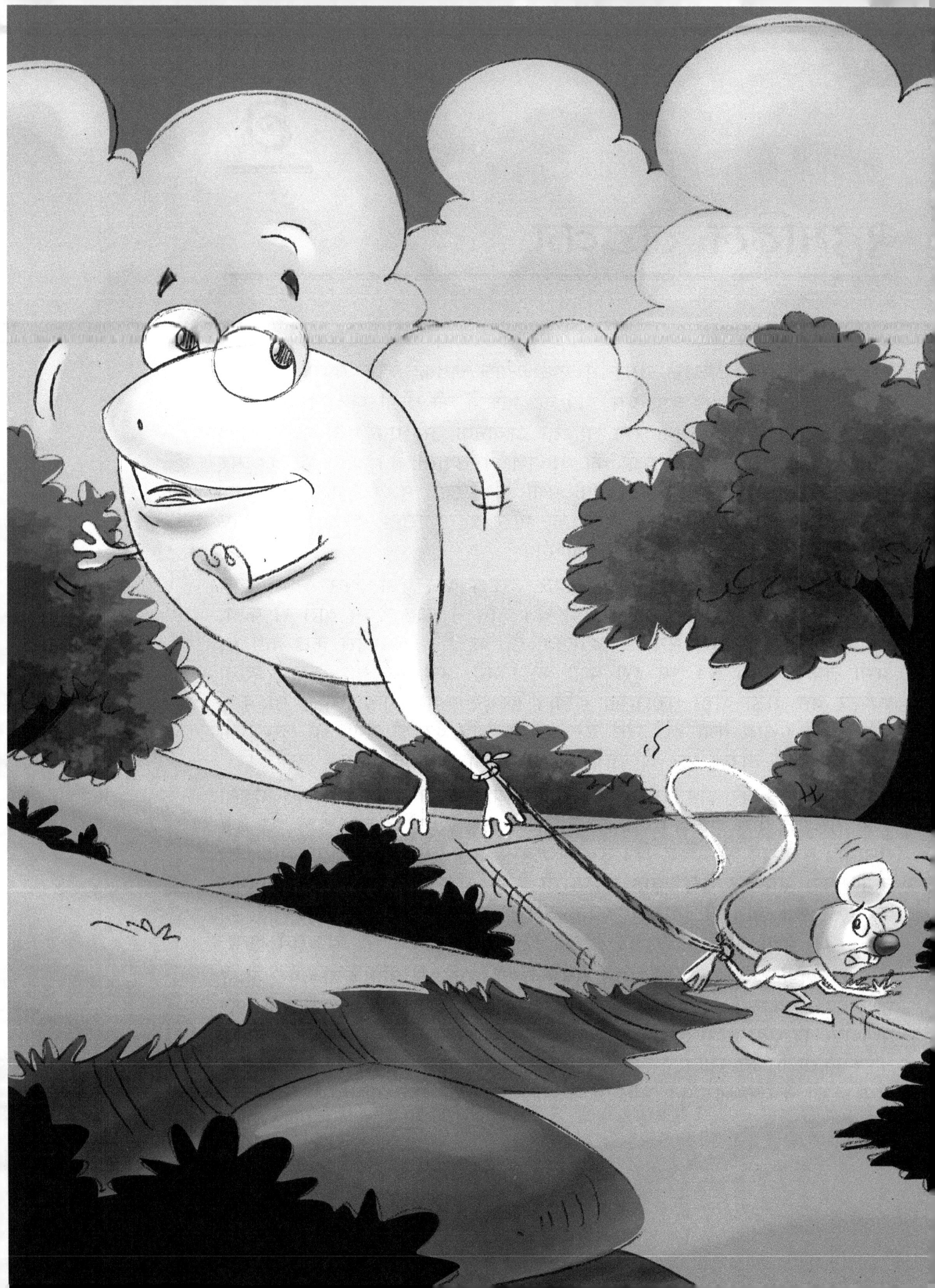

6

दोस्त की दुश्मनी

एक चूहा और मेंढक अच्छे दोस्त थे। हर रोज मेंढक तालाब से बाहर निकालकर अपने दोस्त चूहे से मिलने जाता था, जो कि एक पेड़ के पास बने बिल में रहता था। दिन भर उसके साथ रहने के बाद मेंढक शाम को तालाब में वापस आ जाता था। चूहा अपने दोस्त की संगत में इतना मगन हो गया कि उसे तनिक भी यह आभास नहीं हुआ कि कब धीरे-धीरे उसका मित्र उसका दुश्मन बन गया। दुश्मनी का कारण बहुत ही छोटा था। मेंढक सोचता था कि वह तो अपने मित्र से मिलने रोज आता है, लेकिन चूहा उससे मिलने तालाब में उसके घर कभी नहीं आता।

उसके मन में यह बात गहरी बैठ गयी। उसने चूहे से बदला लेने की ठान ली। एक दिन जब वह चूहे के घर से वापस आने लगा, तो उसने रस्सी के एक सिरे को अपने पैरों से बाँधा और दूसरे सिरे को चूहे की पूंछ से, और कूदना शुरू किया। बेचारा चूहा उसके साथ घिसटता जा रहा था और पूछ रहा था कि आखिर बात क्या हुई। मेंढक ने कोई जवाब नहीं दिया और तालाब में छलाँग लगा दी। चूहे ने खुद को छुड़ाने की बहुत कोशिश की लेकिन असफल रहा और तालाब में डूब गया।

मरने के बाद चूहे का शरीर पानी की सतह पर तैरने लगा। आसमान में उड़ते हुए बाज ने पानी की सतह पर चूहे को देखा, तो नीचे आया और अपनी चोंच में चूहे को उठाकर उड़ने लगा। रस्सी का एक सिरा मेंढक के पैर में बँधे होने के कारण वह भी झटके से पानी के अन्दर से खिंचता हुआ बाहर आ गया। उसने खुद को आजाद करने की बहुत कोशिश की लेकिन बाज ने उसकी इस कोशिश को हमेशा के लिए खत्म कर दिया। कहते हैं, 'किसी के लिए भी गड्ढ़ा नहीं खोदना चाहिए, क्योंकि उसमें खुद के गिरने का खतरा भी रहता है।'

शिक्षा

जो दूसरों का अहित सोचता है, वह स्वयं उसका शिकार बन जाता है।

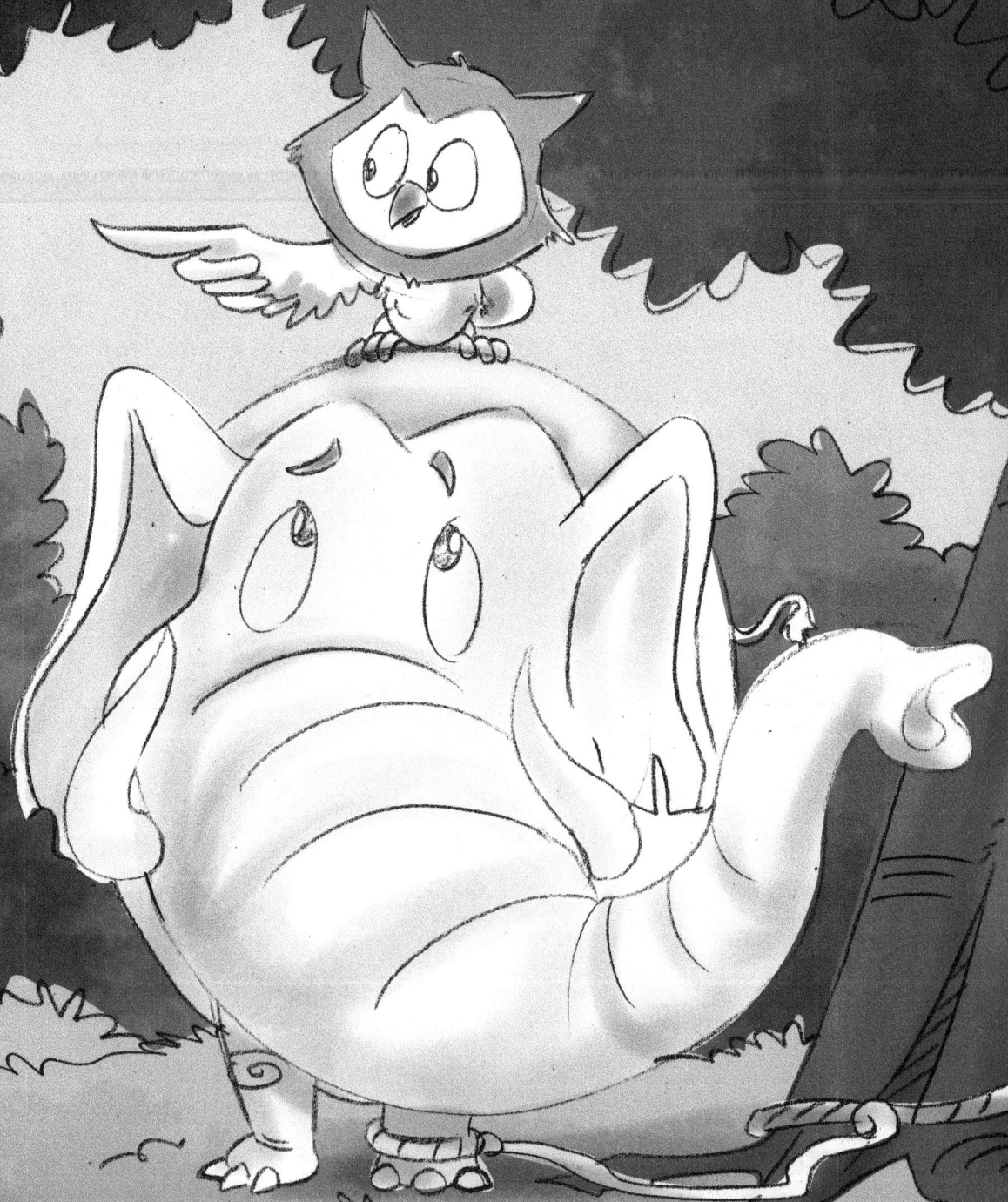

1

सपना

एक पेड़ पर उल्लू का घर था। उसी पेड़ के नीचे एक हाथी भी रात गुजारने आया करता था। धीरे-धीरे दोनों में दोस्ती हो गयी। एक शाम हाथी भोजन की तलाश में दूर निकल गया और वह राक्षसों की एक दावत में घुस गया। हाथी को देखते ही राक्षसों का राजा चिल्लाया, 'यह वही है, यह वही है।'

राजा के सेवक पूछने लगे, 'यह कौन है महाराज?' राक्षसराज ने कहा, 'कल रात मैंने एक सपना देखा। जिसमें मैंने एक हाथी का भोजन बनाया। यह हाथी देखने में वैसा ही लग रहा है।' 'इसे पकड़ लो। मैं इसे खाऊँगा ताकि मेरा सपना सच हो सके।' सभी राक्षसों ने राजा की आज्ञा का पालन किया और हाथी को पकड़ लिया। हाथी इतना डरा हुआ था कि उसने खुद को छुड़ाने की कोशिश भी नहीं की। हाथी के पैर बाँध दिये गये। तभी राक्षस राजा अपनी पत्नी के साथ हाथी के सामने आया। उधर जब उस पेड़ के नीचे हाथी नहीं पहुँचा, तो उल्लू उसे ढूँढ़ता हुआ वहीं पहुँच, गया जहाँ हाथी बँधा हुआ था। उल्लू उड़ता हुआ नीचे आया और वहाँ की बातें सुनकर सारा माजरा उसकी समझ में आ गया।

वह बोला, 'यह वही है, यह वही है।' कहते हुए वह हाथी के सर पर बैठ गया। राक्षस राजा ने गुर्राते हुए उल्लू से कहा, 'तुम किसकी बात कर रहे हो?' उल्लू ने जवाब दिया, 'रानी की। कल रात मैंने सपना देखा कि मैंने रानी से शादी कर ली। कृपया अपनी रानी की शादी मुझसे करा दीजिए ताकि मेरा सपना सच हो जाये।'

राक्षस रानी घबरा गयी। 'मैं एक उल्लू से शादी कैसे कर सकती हूँ।' यह सुन राक्षस राजा ने कहा, 'तुम्हें इससे शादी करने के लिए कोई नहीं कह रहा है।' 'यह तो इसका सपना था। सपनों को कहीं गम्भीरता से लिया जाता है?' राक्षस राजा फिर आगे बोला, 'देखो, यह वही हाथी है, जिसे मैंने सपने में खाया था। लेकिन अब मैं इसे छोड़ रहा हूँ।' यह सुनते ही हाथी खुद को छुड़ाकर भागा और अपने दोस्त का शक्रिया अदा किया।

शिक्षा

सपने कभी सच नहीं होते, उन पर विश्वास नहीं करना चाहिए।

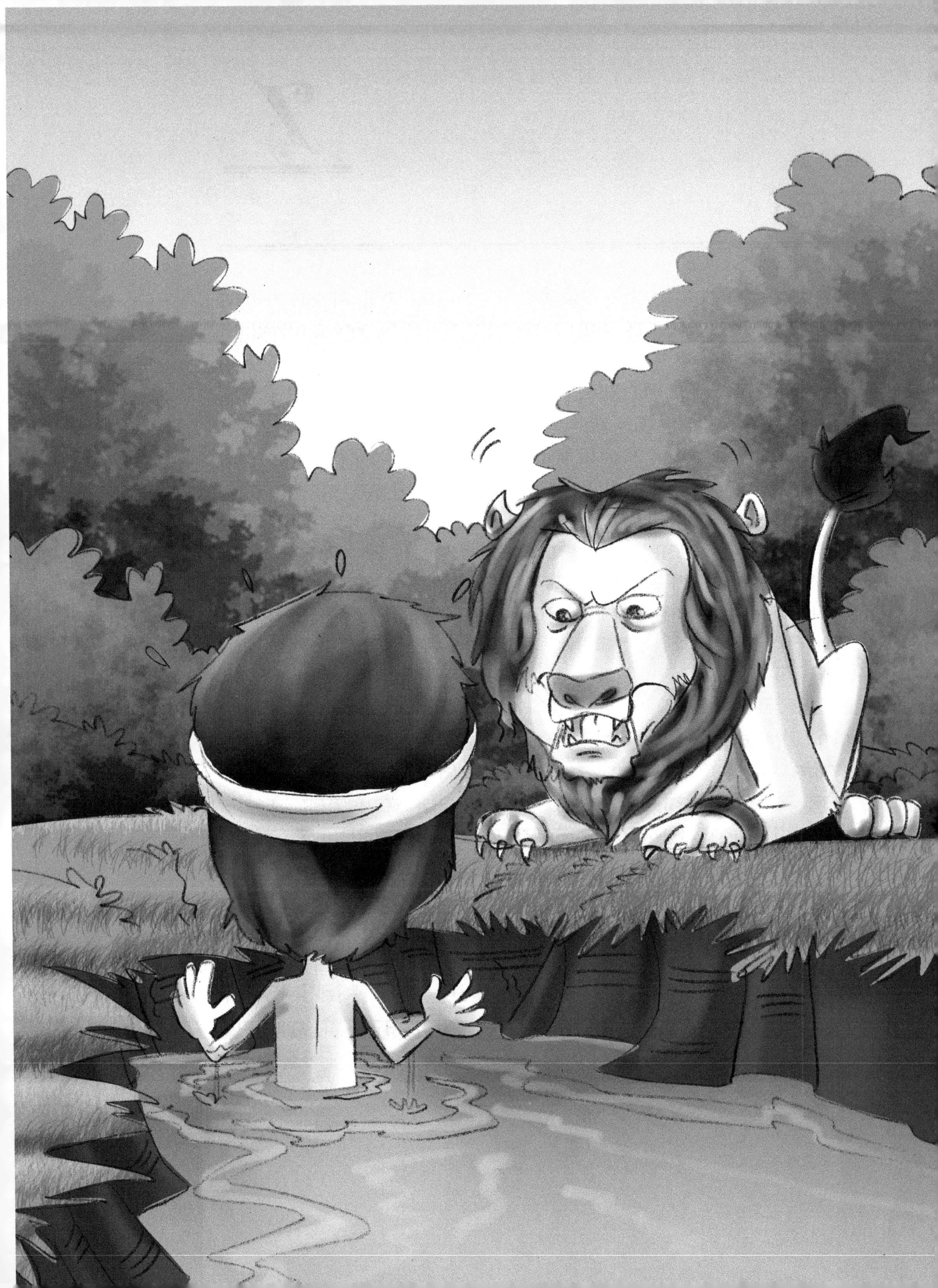

8

लालच बुरी बला

एक समय की बात है। सरोवर के किनारे एक बूढ़ा शेर बैठा था। वह शिकार करने में असमर्थ था, पर था बहुत चालाक। उसके पास एक सोने का कंगन था। वह आते-जाते राहगीरों को सोने का कंगन दिखाकर कहता, 'मेरे पास आओ और यह कंगन दान में ले जाओ।' लेकिन डर के मारे कोई उसके पास नहीं जाता था। एक दिन वहीं से एक राहगीर गुजर रहा था। शेर की बात सुनकर उसने सोचा सारा जीवन तो गरीबी में बीत गया, अगर यह कंगन मुझे मिल जाये, तो बची हुई जिन्दगी आराम से गुजरेगी। लेकिन उसी पल उसके मन में ख्याल आया, कहीं ऐसा न हो कि कंगन लेने के चक्कर में मैं अपने प्राण गँवा बैंठू।

काफी सोच-विचार के बाद उसने शेर से पूछा, 'यह तो ठीक है कि तुम्हारे पास कंगन है, लेकिन तुम पर विश्वास कैसे करूँ? मैं तुम्हारे पास कंगन लेने आऊँ और तुमने मुझे खा लिया तो?' शेर ने कहा, 'तुम्हारी शंका ठीक है। मैं शेर हूँ इसलिए मुझ पर विश्वास करना मुश्किल है, लेकिन भाई, मैंने बहुत से निर्दोष जीवों को मारा है। अब मेरा बुढ़ापा आ गया है, और मैं दान-पुण्य करके अगला जन्म सुधारना चाहता हूँ। इसलिए तुम ज्यादा सोचो मत। यहाँ आओ, सरोवर में स्नान करो और कंगन ले जाओ।'

लालच के कारण राहगीर शेर की बातों में आ गया। जैसे ही वह सरोवर में स्नान करने उतरा, तो गहरे दलदल में फँस गया। उसने बाहर निकलने के लिए बहुत हाथ-पैर मारे लेकिन सब कोशिशें बेकार रहीं। उसे परेशान देखकर शेर मुस्कराते हुए बोला, 'अरे, आप तो दलदल में फँस गये। मैं आपको बाहर निकालता हूँ।' राहगीर समझ चुका था कि उसने शेर पर विश्वास करके बहुत बड़ी भूल की है। वह कुछ और सोच पाता इससे पहले शेर ने एक ही वार में उसके प्राण ले लिये।

शिक्षा

लालच मत करो, लालच बुरी बला है।

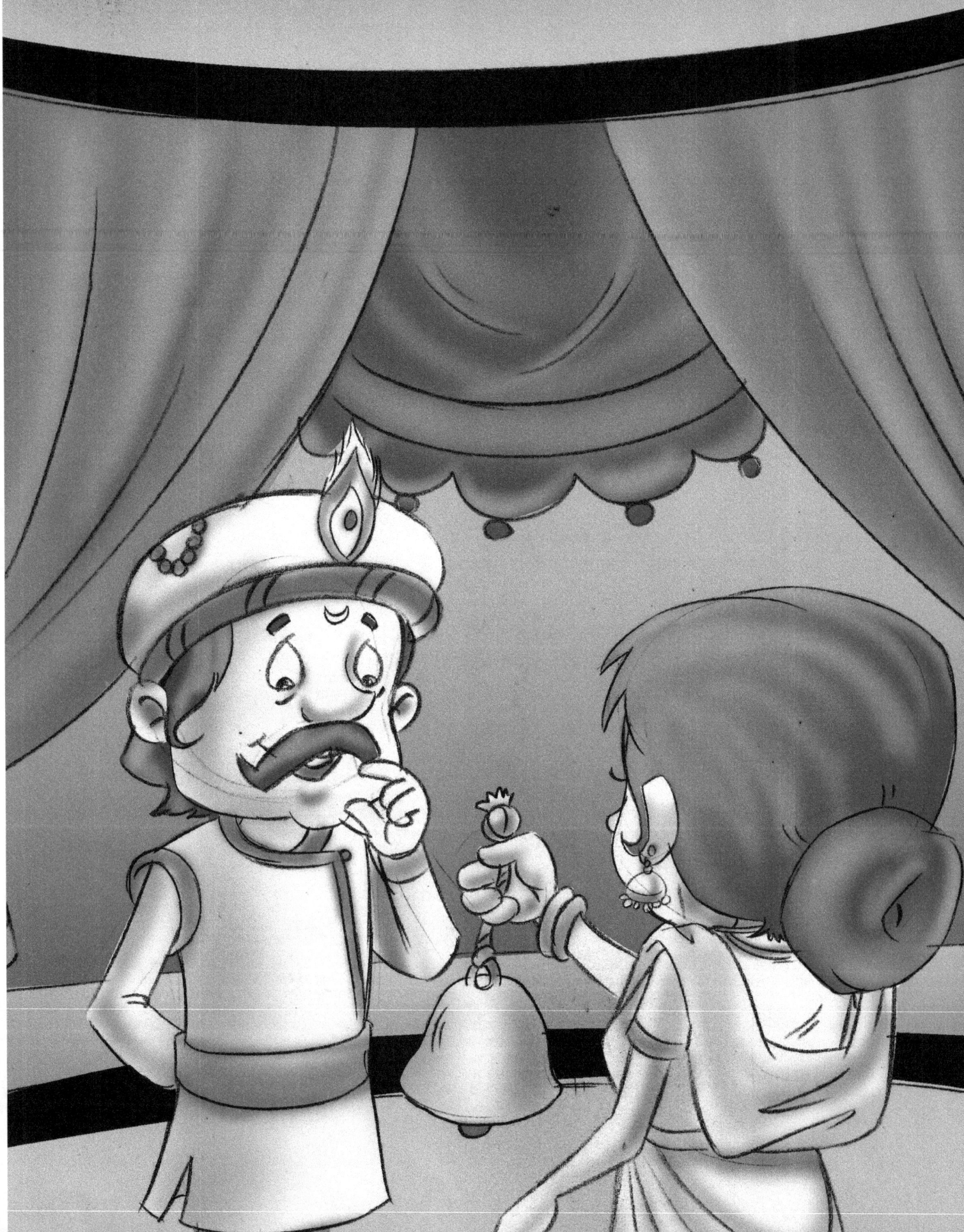

९

राक्षस का अन्त

श्री पर्वत के बीच ब्रह्मपुर नाम का एक नगर था। उस नगर के पास ही एक घना जंगल भी था। एक चोर घण्टा चुराकर उस जंगल के रास्ते से भाग रहा था। एक बाघ ने उसे अपना शिकार बना लिया। घण्टा वहीं पड़ा रह गया। कुछ वानरों ने उस घण्टे को उठा लिया। वे हर समय उसे बजाते रहते थे। ब्रह्मपुर के निवासियों के लिए घण्टे की निरंतर आवाज एक पहेली बन गयी। कुछ लोग हिम्मत बटोर कर जंगल में गये। वहाँ उन्होंने आधा खाया हुआ एक मनुष्य का शरीर देखा और निरन्तर घण्टे के बजने की आवाज सुनी। वे भयभीत होकर भाग आये।

नगर में आकर उन्होंने प्रचारित कर दिया कि उस वन में घण्टाकर्ण नाम का कोई राक्षस रहता है। वह मनुष्यों को मारकर खाता है और घण्टा बजाता रहता है। ब्रह्मपुर के वासी भयभीत हो उठे और धीरे-धीरे उस नगर को छोड़कर जाने लगे। उसी नगर में कराला नाम की एक स्त्री रहती थी। उसने सोचा जरूर इसमें कोई रहस्य है। एक दिन हिम्मत जुटा कर वह उस वन में गयी। वहाँ उसे वानरों का एक समूह दिखायी दिया। उस समूह का एक वानर घण्टा बजा रहा था। यह देखकर वह सारा माजरा समझ गयी और उस नगर के राजा के पास पहुँची। वह राजा से बोली, 'महाराज! यदि आप कुछ धन मुझे दें, तो मैं घण्टाकर्ण राक्षस को अपने वश में कर सकती हूँ।' राजा से धन लेकर कराला अपने घर आ गयी और साथ ही वानरों को पसन्द आने वाले फल खरीद लायी।।

दूसरे दिन वह उन फलों को लेकर जंगल में वानरों के उस समूह तक पहुँच गयी। वहाँ जाकर कराला ने सारे फल बिखेर दिये। फलों को देखकर सभी वानर नीचे उतर आये और घण्टा एक तरफ पटक दिया। उसने मौका पाकर घण्टा उठा लिया। घण्टा लेकर वह सीधे राजदरबार पहुँची और बोली, 'महाराज, यह लीजिए घण्टाकर्ण राक्षस का घण्टा।' कराला की हिम्मत देखकर राजा बहुत प्रसन्न हुआ। उसने कराला को अनेक उपहार दिये और सम्मान सहित उसे विदा किया।

शिक्षा

हिम्मत और बुद्धि से किया हर काम सफल होता है।

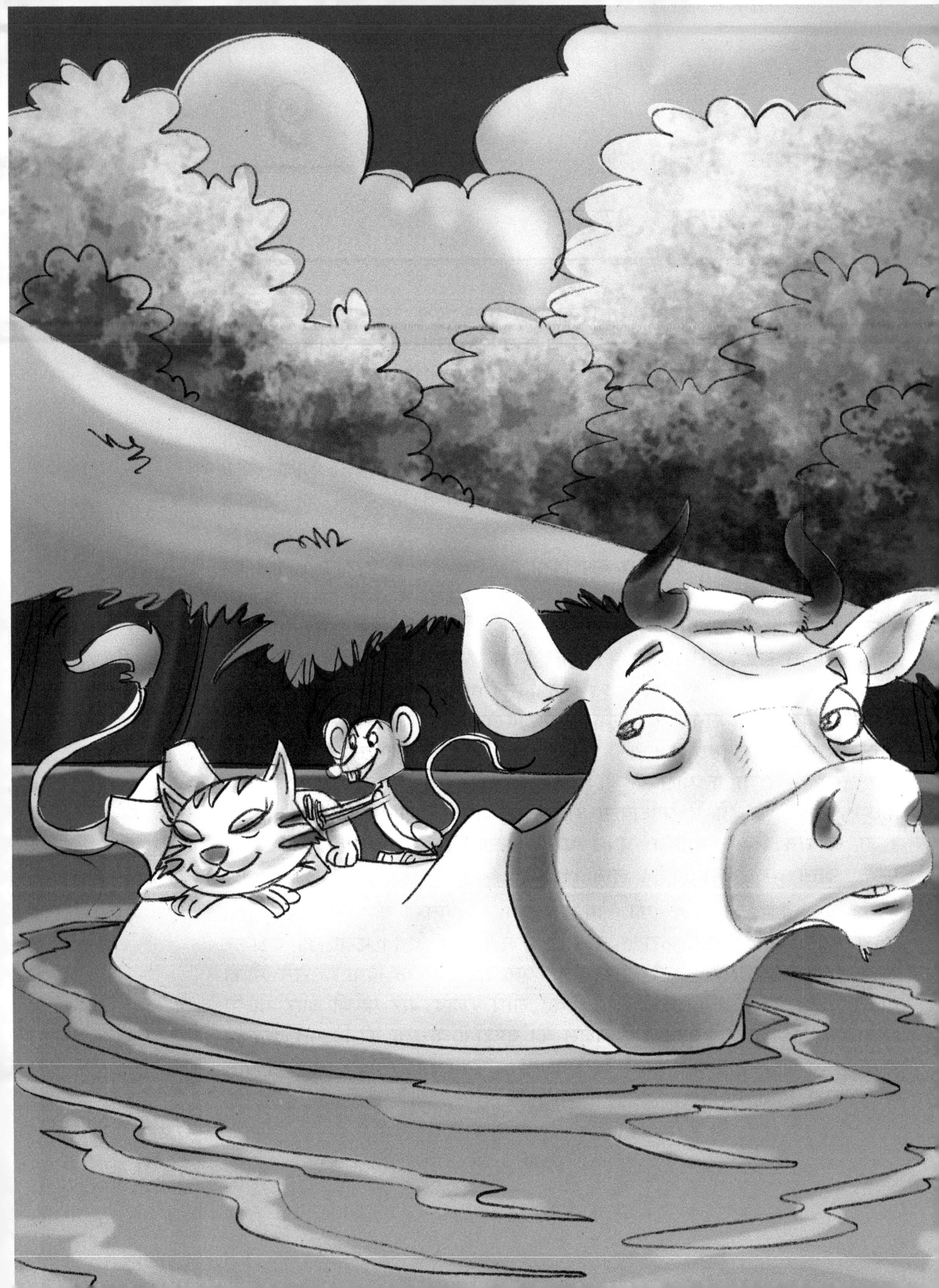

10

चूहा और बिल्ली

बहुत समय पहले की बात है। चीन के राजा जेड ने जानवरों की दौड़ प्रतियोगिता का आयोजन किया। इस प्रतियोगिता में शुरुआती बारह स्थान पाने वाले जानवरों को चीनी राशिफल में जगह और साथ में एक पूरा साल उनके नाम किया जाने वाला था। बिल्ली और चूहा भी इस प्रतियोगिता में हिस्सा लेना चाहते थे, लेकिन एक समस्या थी। दोनों ही सुबह जल्दी नहीं उठ सकते थे। इसलिए उन्होंने अपने मित्र बैल से अनुरोध किया कि प्रतियोगिता वाले दिन वह उन्हें सुबह जल्दी जगा दे। प्रतियोगिता का दिन आ गया। बैल ने दोनों को जगाने की बहुत कोशिश की, लेकिन कोई फायदा नहीं हुआ।

दौड़ शुरू होने का समय आ गया था। बैल उन्हें छोड़कर नहीं जाना चाहता था। उसने दोनों को अपनी पीठ पर बिठाया और दौड़ने लगा। चूहे की नींद तब खुल गयी, जब बैल आखिरी पड़ाव यानि नदी पार कर रहा था। चालाक चूहे को पता था कि वह बिल्ली से कभी दौड़ में जीत नहीं सकता। उसने अपनी अच्छी किस्मत का पूरा फायदा उठाया और मौका पाते ही बिल्ली को बैल की पीठ से गिरा दिया। जैसे ही बैल नदी के उस पार पहुँचा, तो दौड़ खत्म होने के ठीक पहले चूहे ने उसकी पीठ से छलाँग लगाकर बैल से आगे निकलकर दौड़ जीत ली। शेर इस दौड़ में तीसरे स्थान पर आया, लेकिन वह भी धोखे से दौड़ जीत गया। वह दूसरे जानवरों की पीठ पर पैर रखकर आगे बढ़ गया था।

इसलिए बारह जानवरों की चीनी राशिफल की शुरुआत चूहे से होती है। उसके बाद बैल और फिर शेर का स्थान आता है। इनके बाद खरगोश, ड्रैगन, साँप, घोड़ा, बकरी, बन्दर, रूस्टर, कुत्ता और सुअर का स्थान आता है। बिल्ली का स्थान इस पूरे कैलेण्डर में कहीं नहीं है। वह दौड़ जीतने वाले बारह जानवरों में नहीं थी। वह दौड़ तो नहीं जीत पायी, लेकिन नदी में डूबने से खुद को जरूर बचा लिया। इसमें कोई सन्देह नहीं कि 'बिल्ली' चूहे का आज भी पीछा करती है, क्योंकि वह अपने पूर्वजों के साथ हुए अपमान को कभी नहीं भुला पायी।

शिक्षा

किसी भी प्रतियोगिता में चालबाजी ठीक नहीं होती।

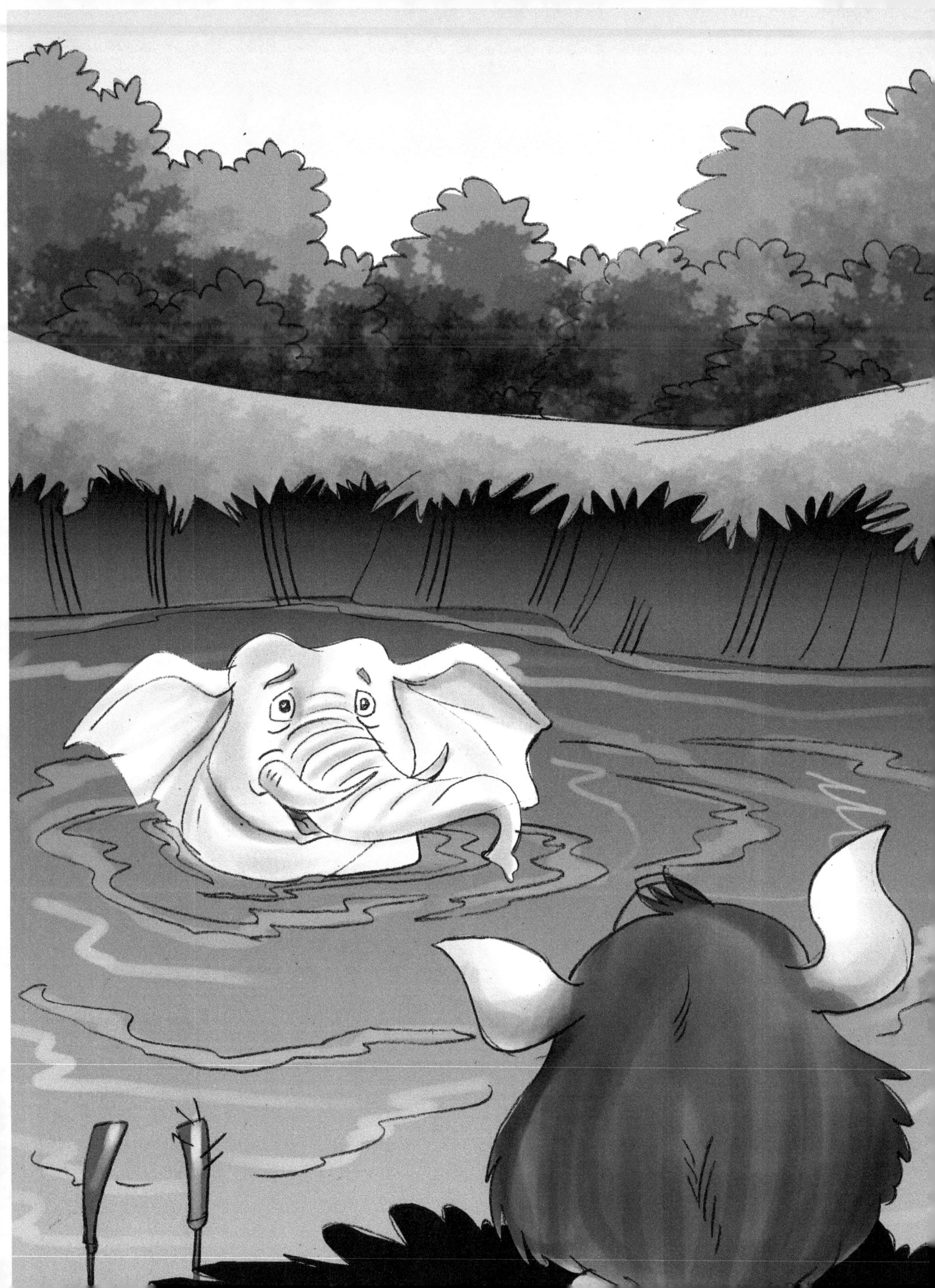

11

सियार की धूर्तता

ब्रह्मवन में एक हाथी रहता था। उसे देखकर एक बार सियारों ने सोचा, यदि किसी तरह इस हाथी को मार दिया जाये, तो कई महीनों के भोजन का जुगाड़ हो सकता है। लेकिन उन्हें समझ में नहीं आ रहा था कि इतने बड़े हाथी का शिकार वे कैसे करें? उनके दल में एक बूढ़ा सियार था, जिसने कहा, 'मैं अपने बुद्धिबल से उस हाथी को मार सकता हूँ।'

सियारों को आश्वस्त कर बूढ़ा सियार उस हाथी के पास पहुँचा और बोला, 'मेरा प्रणाम स्वीकार कीजिए। मैं आपसे कुछ निवेदन करने के लिए यहाँ आया हूँ।' 'कहो क्या कहना चाहते हो?' हाथी ने पूछा। सियार बोला, 'जंगल के सभी पशुओं ने मिलकर यह निर्णय लिया है कि आपको इस जंगल का राजा बना दिया जाये। उनके अनुसार आपमें राजा बनने के सभी गुण है।' यह सुनकर हाथी खुश हो गया।

सियार ने बताया कि राजा बनने का शुभ मुहूर्त आरम्भ होने वाला है, इसलिए उसे तुरन्त स्नान करना होगा। यह सुनकर हाथी तुरन्त उस धूर्त सियार के साथ चल पड़ा। हाथी ने यह भी न सोचा कि पशुओं ने धूर्त प्राणी सियार को ही उसके पास क्यों भेजा? सियार उसको तालाब के पास ले गया, जो दलदल भरा था। जैसे ही हाथी उसमें नहाने के लिए उतरा तो वह दलदल में फँस गया। वह जितना बाहर निकलने की कोशिश करता, भारी शरीर के कारण उतना ही दलदल में धँसता जाता। वह घबरा कर सियार से बोला, 'मित्र सियार! अब मैं क्या करूँ? मुझे दलदल से बाहर निकालो।'

सियार हँसा और बोला, 'नहीं निकालूँगा। तुमने मेरी बातों पर विश्वास क्यों किया?' बहुत प्रयास करने के बाद भी हाथी बाहर नहीं निकल सका और दम तोड़ दिया। उसके बाद धूर्त सियारों ने हाथी की दावत उड़ायी।

शिक्षा

धूर्त स्वभाव वाले व्यक्ति पर कभी विश्वास नहीं करना चाहिए।

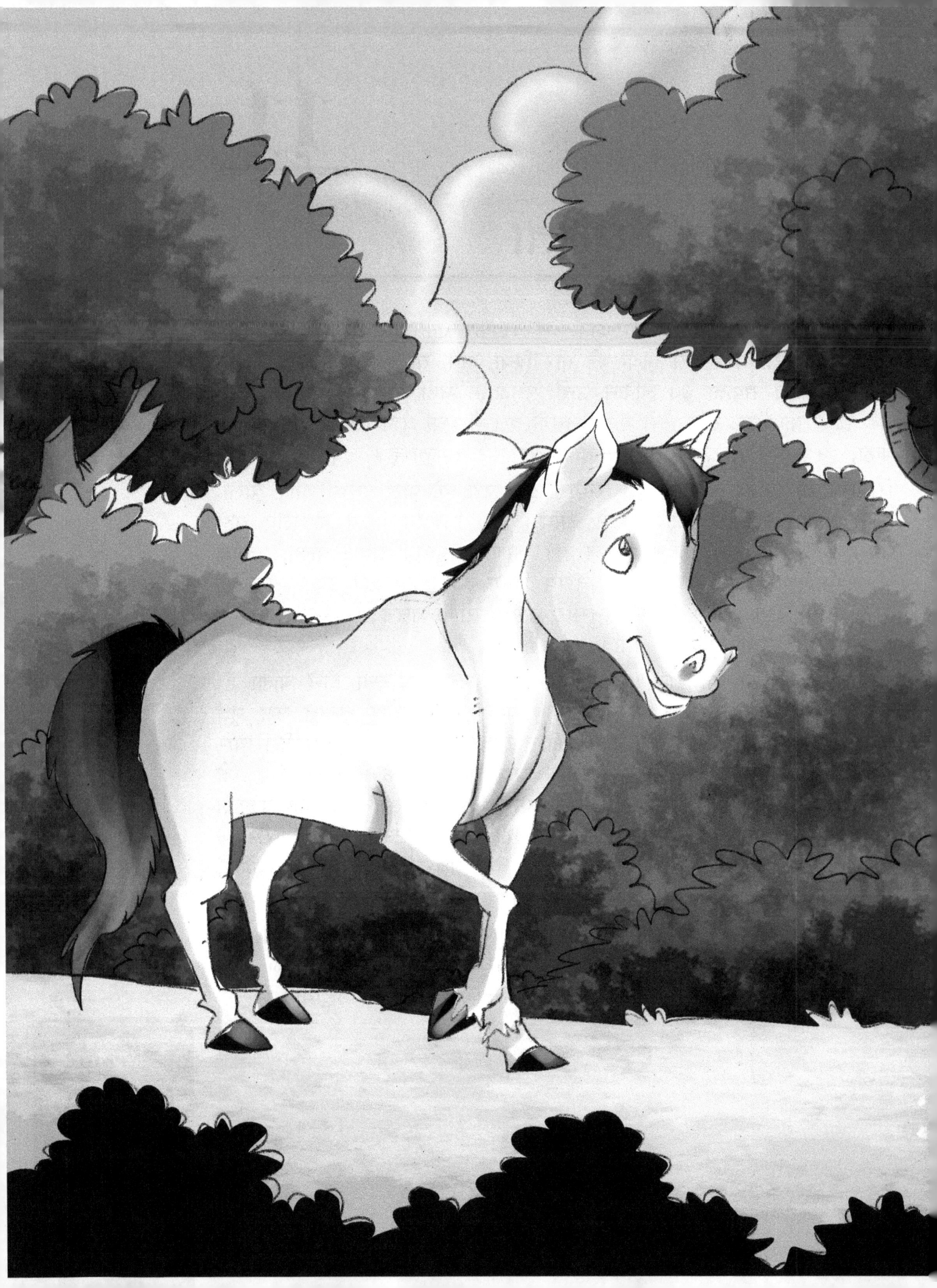

12

सुन्दर बनने की चाह

एक समय की बात है। भगवान के पास एक घोड़ा था। बड़ा ही हृष्ट-पुष्ट और सुन्दर। वह भगवान का चहेता भी था। इसके बावजूद वह घोड़ा सन्तुष्ट नहीं था। वह और सुन्दर बनना चाहता था। एक दिन घोड़े ने भगवान से कहा, 'हे प्रभु! आपने मुझे बहुत सुन्दर बनाया। अपना स्नेह दिया। लेकिन मेरी इच्छा है कि आप मुझे और सुन्दर बना दें, तो मैं आपका आभार मानूँगा।'

भगवान ने जवाब दिया, 'मैं तुम्हें और सुन्दर बनाने को तैयार हूँ। बताओ तुम क्या बदलाव चाहते हो अपने में।' घोड़े ने कहा, 'मेरा शरीर पूरी तरह से सन्तुलित नहीं है। मेरी गरदन बहुत छोटी है। हो सके तो आप मेरी गरदन को थोड़ा लम्बा कर दें ताकि मेरे शरीर का ऊपरी हिस्सा सुन्दर बन जाये। इसके साथ ही पैरों को थोड़ा और लम्बा तथा पतला बना दें ताकि शरीर का निचला हिस्सा भी सुन्दर बन जाये।' भगवान ने कहा, 'तथास्तु!' अचानक घोड़ा ऊँट जैसा दिखने लगा। यह देखकर घोड़ा चौंक गया और रोने लगा, 'हे भगवान, मैं तो और सुन्दर बनना चाहता था। यह आपने क्या किया?' भगवान ने कहा, 'तुम अब ऊँट बन गये हो। यही तो तुम चाहते थे।'

घोड़ा रोने लगा, 'नहीं, नहीं, मैं ऊँट नहीं बनना चाहता हूँ। घोड़े के रूप में सभी मुझे पसन्द करते हैं, लेकिन ऊँट के रूप में कोई नहीं करेगा।' तब भगवान ने कहा, 'मैंने तुम्हें जितना दिया है, उसी में सन्तुष्ट रहना सीखो। तुम्हें ज्यादा पाने की आशा नहीं करनी चाहिए। इससे तुम्हें हर पल और पाने का लालच बना रहेगा। इसका तुम्हें बुरा परिणाम भी भुगतना पड़ सकता है। दुनिया में मेरी बनायी हुई हर चीज की अपनी खूबी है। ऊँट तुम्हारी तरह सुन्दर नहीं है। फिर भी उसे अपने रूप से कोई शिकायत नहीं है। वह भारी बोझ उठाता हैं, उसमें अपनी जिम्मेदारी समझने और उसी में सन्तुष्ट रहने की क्षमता है।' घोड़े ने गिड़गिड़ाते हुए भगवान से कहा, 'मैं समझ गया! आप मुझे फिर से घोड़ा बना दे।' भगवान ने उसे दोबारा घोड़ा बना दिया।

शिक्षा

ईश्वर कोई भी वस्तु असुन्दर नहीं बनाता, सबमें कुछ न कुछ विशेषता होती है।

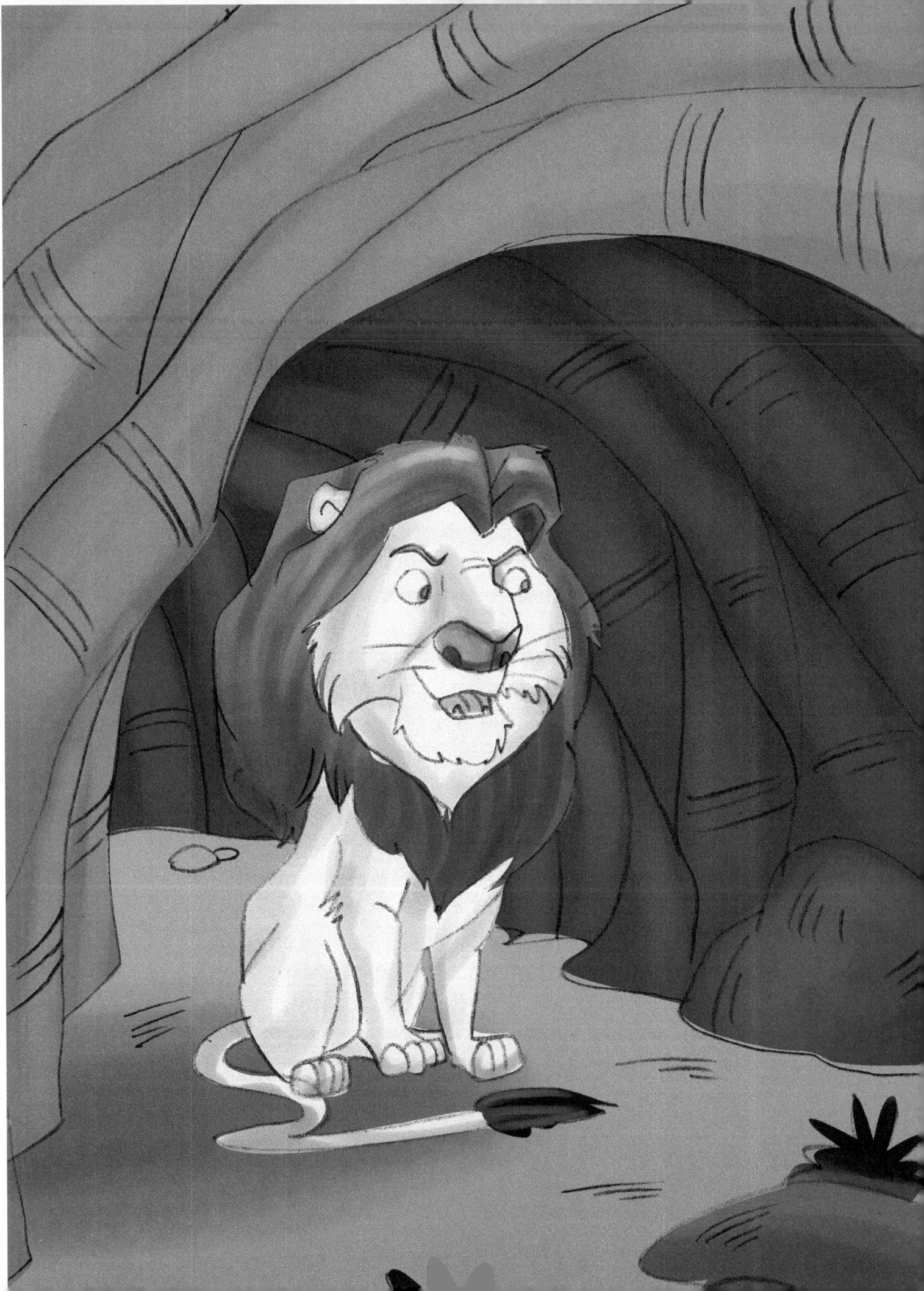

13

स्वार्थी सिंह

उत्तर दिशा में 'अबुर्द' नाम का एक पर्वत है। उस पर्वत के नीचे एक गुफा बनी हुई थी, जिसमें एक सिंह रहता था। जब रात को सिंह गहरी नींद में होता, तो एक चूहा चुपके से आकर उसकी गर्दन के बाल कुतर जाता। प्रातः जब सिंह उठता और अपने कुतरे हुए बाल देखता, तो उसे बड़ा क्रोध आता, किन्तु वह विवश था, क्योंकि चूहा उसकी पकड़ में नहीं आता था। वह सोचता रहता कि कैसे छोटे से शत्रु को अपने वश में करूँ? एक दिन वह वन छोड़कर गाँव की ओर गया। वहाँ उसे एक बिलाव मिल गया। सिंह किसी तरह उसे विश्वास दिलाकर अपनी गुफा में ले गया। गुफा में लाकर सिंह ने उसका खूब स्वागत-सत्कार किया। वह बिलाव तृप्त हो गया और उस दिन से सिंह के साथ गुफा में रहने लगा।

चूहे को जब यह पता चला कि उसका एक शत्रु उस गुफा में आ गया है, तो उस दिन से उसने रात को निकलना ही बन्द कर दिया। अब सिंह की भी रातें आराम से बीतने लगी थीं। जब कभी उसे चूहे की चूँ-चूँ सुनायी देती, वह बिलाव को और भी बढ़िया माँस खिला देता था ताकि माँस के प्रलोभन में बिलाव वहीं रहता रहे। बिलाव भी मजे में था, क्योंकि उसे भोजन की चिन्ता नहीं करनी पड़ती थी। एक दिन सिंह शिकार की तलाश में बाहर गया हुआ था और बिलाव गुफा में ही था। सिंह के जाते ही चूहा भोजन की तलाश में बाहर निकला। बाहर निकलते ही बिलाव की नजर उस पर पड़ी। बस, फिर क्या था एक ही छलाँग में उसने चूहे को दबोच लिया और मारकर खा गया।

सिंह ने जब कई दिनों तक चूहे की आवाज नहीं सुनी, तो वह समझ गया कि बिलाव ने उसका काम तमाम कर डाला है। अब सिंह निश्चिन्त हो चुका था। फिर जब चूहा ही न रहा, तो उसे बिलाव की भी कोई आवश्यकता नहीं थी। उसने उसी दिन से उसकी उपेक्षा करनी आरम्भ कर दी। कभी वह उसे खाने को भोजन दे देता, कभी नहीं। डर के मारे बिलाव कुछ कह भी नहीं सकता था। भोजन नहीं मिलने से धीरे-धीरे वह कमजोर होने लगा और भूखे रहने के कारण एक दिन उसकी मृत्यु हो गयी।

शिक्षा

साथ बराबरी का ही अच्छा रहता है। बलशाली की न तो दोस्ती अच्छी न दुश्मनी।

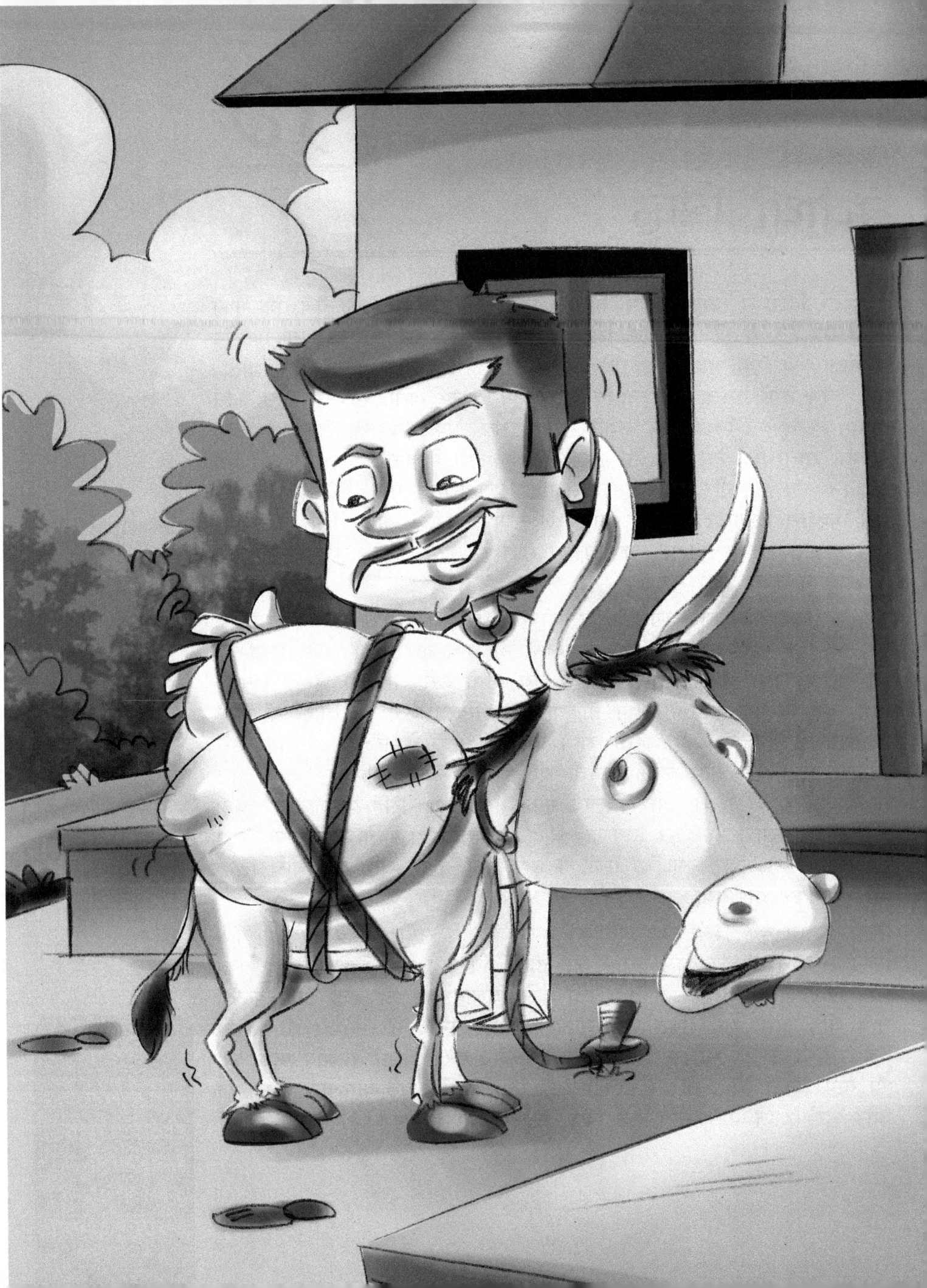

14

भैंस की चराई

एक गाँव में बिरजी रहता था। दिन भर बिरजी मवेशियों को चराता और शाम ढले घर ले आता। सर्दियों के दिन थे। बिरजी के मवेशी जंगल में चर रहे थे। बिरजी कम्बल से शरीर को ढाँपकर एक पत्थर की शिला पर लेटा था। लेटे-लेटे उसे झपकी आने लगी बिरजी वहीं सो गया। नींद खुली और मवेशियों को गिना, तो एक भैंस कम मिली। बिरजी के होश उड़ गये। भैंस के मालिक ठाकुर का क्या भरोसा, भैंस खो जाने की बात सुनते ही भड़क उठे। डण्डे से पीटे। सर्दियों में चोट वैसे भी तेज लगती है। चोट के दर्द-निशान तो सब चले जायेंगे लेकिन अगर उसने भैंस की कीमत माँग ली, तो रोज लाने-खाने वाला मैं गरीब आदमी भैंस की कीमत कहाँ से चुकाऊँगा। यदि नहीं चुका पाया और उसने राजा से शिकायत कर दी, तो जेल में भी सड़ना पड़ेगा। बदनामी होगी सो अलग।

मन ही मन अपने भगवान को मनाते हुए उसने कहा, 'हे प्रभु! आज बचा ले तो बढ़िया चावल की खीर बना कर तुझे खिलाऊँगा'। देखते-देखते ही बिरजी ठाकुर के घर के आगे पहुँचा। उसने देखा खोई हुई भैंस द्वार पर बँधी थी। बिरजी को देखते ही भैंस के मालिक ने गरजते हुए कहा, 'रे बिरजी आज भैंस को चराने नहीं ले गया।' बिरजी को पलक झपकते ही सारा माजरा समझ आ गया कि आज इस भैंस को तो वह लेकर ही नहीं आया था, तो खोने का सवाल ही पैदा नहीं होता। सर्दी ने मतिभ्रम कर दिया था। खुश होता हुआ बिरजी बोला, 'कोई बात नहीं ठाकुर साहब, भैंस को तो मैं अभी चरा लाऊँगा लेकिन आज तो आप खीर बनवाकर खिलाओ, आज आपकी भैंस खोते-खोते बच गयी।'

फिर उसने भैंस मालिक को सारे घटनाक्रम और अपनी आशंका से अवगत करवाया। भैंस मालिक ने हँसते हुए कहा, 'वाह रे बिरजी वाह! भैंस चरी ना चरी, आज हम ही भोग की खीर चखते हैं।' दोनों ने भैंस बच जाने की खुशी में खीर का भोग लगाया।

शिक्षा

अनावश्यक सपने देखना अच्छी बात नहीं होती।

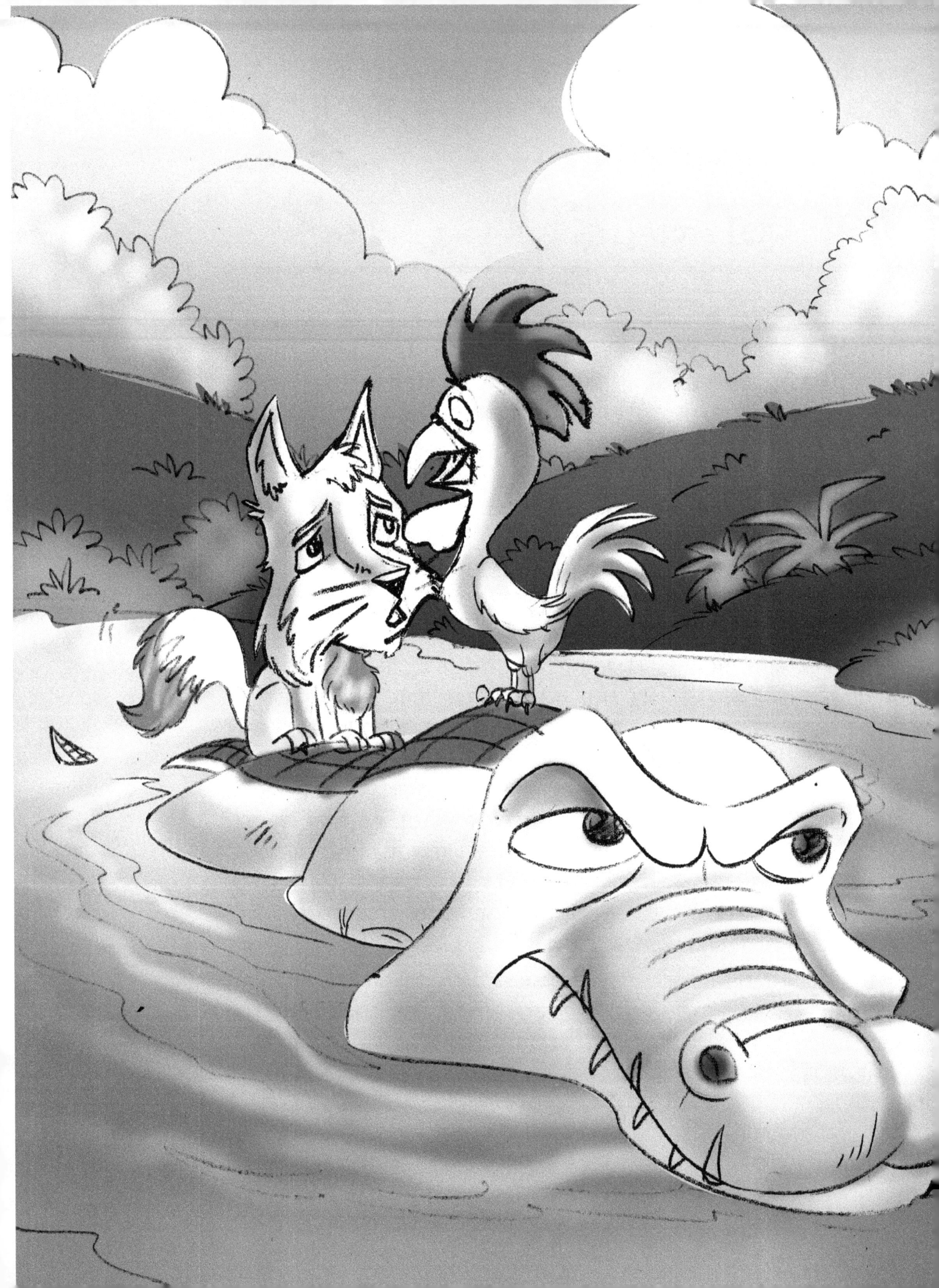

15

गीदड़ और तीतर

एक जंगल में गीदड़ और तीतर रहते थे। उनमें गहरी दोस्ती थी। एक दिन गीदड़ ने तीतर से कहा, 'सच्चा मित्र वही होता है, जो दोस्त को हँसा सके, रुला सके और समय पड़ने पर उसके प्राण भी बचा सके। क्या तुम ऐसा कर सकते हो?' तीतर बोला, 'मैं तुम्हें यह साबित करके दिखाऊँगा।' तभी उन्हें दो मुसाफिर दिखायी दिये। पहले मुसाफिर के कन्धे पर लकड़ियों का एक गट्ठर रखा हुआ था और दूसरा अपने जूते हाथों में लिए उसके पीछे था। तीतर लकड़ियों के गट्ठर पर जा बैठा। पीछे वाले व्यक्ति ने तीतर देखा, तो उसके मुँह में पानी भर आया। उसने तीतर को मारने के लिए अपना जूता फेंका, लेकिन तीतर उड़ गया। जूता मुसाफिर को जा लगा। मुसाफिर को गुस्सा आ गया और वे दोनों झगड़ने लगे। उन्हें लड़ता देखकर गीदड़ को हँसी आ गयी। तब तीतर ने कहा, 'देखो, मैंने तुम्हें हँसा दिया।'

उसी समय एक शिकारी अपने कुत्तों के साथ वहाँ से गुजरा। शिकारी को देख तीतर ने कहा, 'अब मैं तुम्हें रुलाकर दिखाऊँगा। वह जो सामने पेड़ है, उसके कोटर में छिप जाओ।' तीतर कुत्तों के ऊपर उड़ने लगा। कुत्तों ने जब तीतर को अपने ऊपर उड़ते देखा, तो वे उसे पकड़ने दौड़े। तीतर उड़कर उसी पेड़ पर जा बैठा, जिसमें गीदड़ छिपा हुआ था। कुत्ते भी वहाँ पहुँच गये और उन्हें गीदड़ की बू आ गयी। कुत्तों का भौंकना सुनकर शिकारी उस पेड़ के पास आया और गीदड़ को खींचकर बाहर निकाला। कुत्तों ने गीदड़ पर हमला करके उसे अधमरा कर दिया। गीदड़ जोर-जोर से रोने लगा। तीतर ने पूछा, 'तुम्हें रोना आया?' गीदड़ ने कराहते हुए कहा, 'हाँ पर मैंने दुर्गति कराने के लिए थोड़े ही कहा था। पर मैं जानता हूँ कि तुमने मुझे हँसाया भी हैं, तो रुलाया भी है। अब जब तुम मेरी जान बचाओगे तब मैं मानूँगा कि तुम मेरे सच्चे दोस्त हो।' उदास होकर तीतर ने कहा, मौका मिला, तो यह भी साबित कर दूँगा। अब चलो जंगल वापस चलेंगे। इस बार नदी पार करके चलेंगे।

वहाँ पहुँचकर तीतर ने गीदड़ से पूछा, 'अब तो यकीन हो गया मैं तुम्हारा सच्चा दोस्त हूँ।' 'बेशक, तुमने मेरी जान बचायी। परन्तु तुम जैसे शरारती दोस्त से सावधान रहना अच्छा।' यह कहकर गीदड़ वहाँ से खिसक लिया।

शिक्षा
जिसमें शरारत भरी हो, वह विश्वसनीय मित्र नहीं हो सकता। उसके कार्यों से हमेशा अनिष्ट की आशंका होती है।

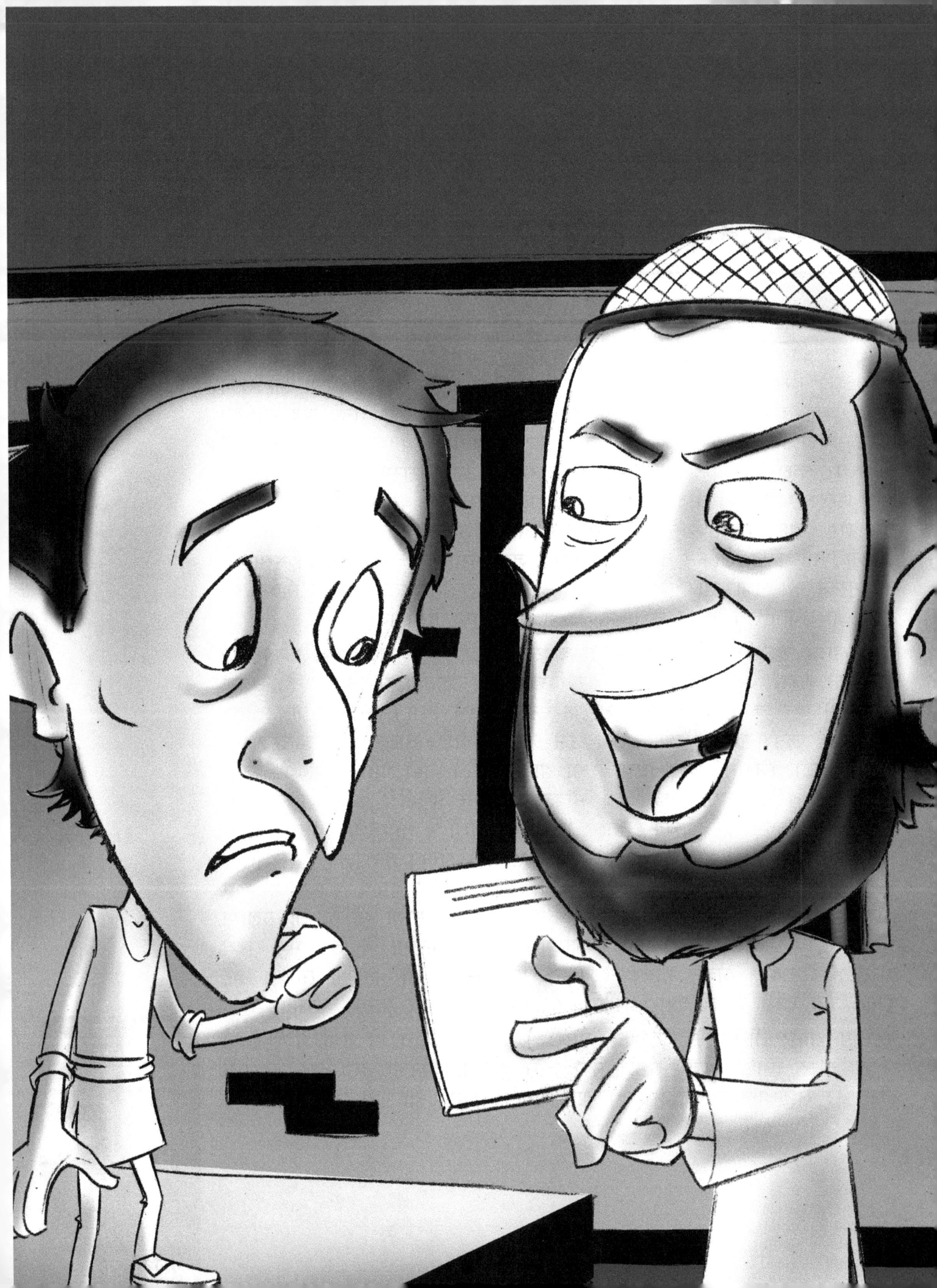

16

काजी करे, वही न्याय

एक बार पशु मेले में काजी साहब और सुखिया किसान के बैल आपस में भिड़ गये। काजी साहब का बैल मोटा-तगड़ा था, इसलिए उसने सुखिया के बैल को मार गिराया। सुखिया ने काजी साहब की कचहरी में न्याय की फरियाद की। काजी साहब ने कानून की नयी परिभाषा गढ़ते हुए कहा, 'बैल का बैल पर लग गया दाँव, इसमें क्या करेंगे काजी साहब? अरे भई, सुखिया! यह तो जानवरों का मामला है। इसमें भला मैं क्या न्याय कर सकता हूँ?' सुखिया को यह बात सुनकर बहुत गुस्सा आया। उसने तय कर लिया कि वह काजी साहब से बदला लेगा।

अगले दिन सुखिया ने एक बैल खरीदा। वह साल भर तक उसकी खूब सेवा करता रहा उसे खिलापिला कर मुस्टण्डा बना दिया। हर साल की तरह इस साल भी गाँव में पशु मेला लगा। सुखिया ने मौका पाकर अपना बैल काजी साहब के बैल से भिड़ा दिया। इस बार सुखिया के बैल का दाँव लग गया। वह काजी साहब के बैल को मारने में सफल हो गया। जैसे ही यह बात काजी साहब को पता चली उन्होंने तुरन्त सुखिया को कचहरी बुलाया। सुखिया ने कहा, 'मैं भला इसमें क्या कर सकता हूँ। यह तो जानवरों का मामला है साहब।'

लेकिन काजी साहब सुखिया के सोच से ज्यादा चालाक निकले। उन्होंने कानून की लाल किताबें उठाई और पन्ने पलटते हुए बोला, 'लाल किताब उठ बोली यूँ, किसान ने बैल लड़ाये क्यूँ? खिलापिला कर किया मुसण्ड, बैल का बैल सौ का दण्ड।' सुखिया को बैल के बदले में बैल और सौ रुपये का जुर्माना देना पड़ा। वह सोच रहा था, काजी जो कर दे, वही न्याय होता है।

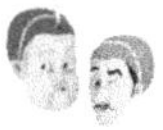

शिक्षा

प्रभावशाली व्यक्ति जो कहें, वही न्यायसंगत है।

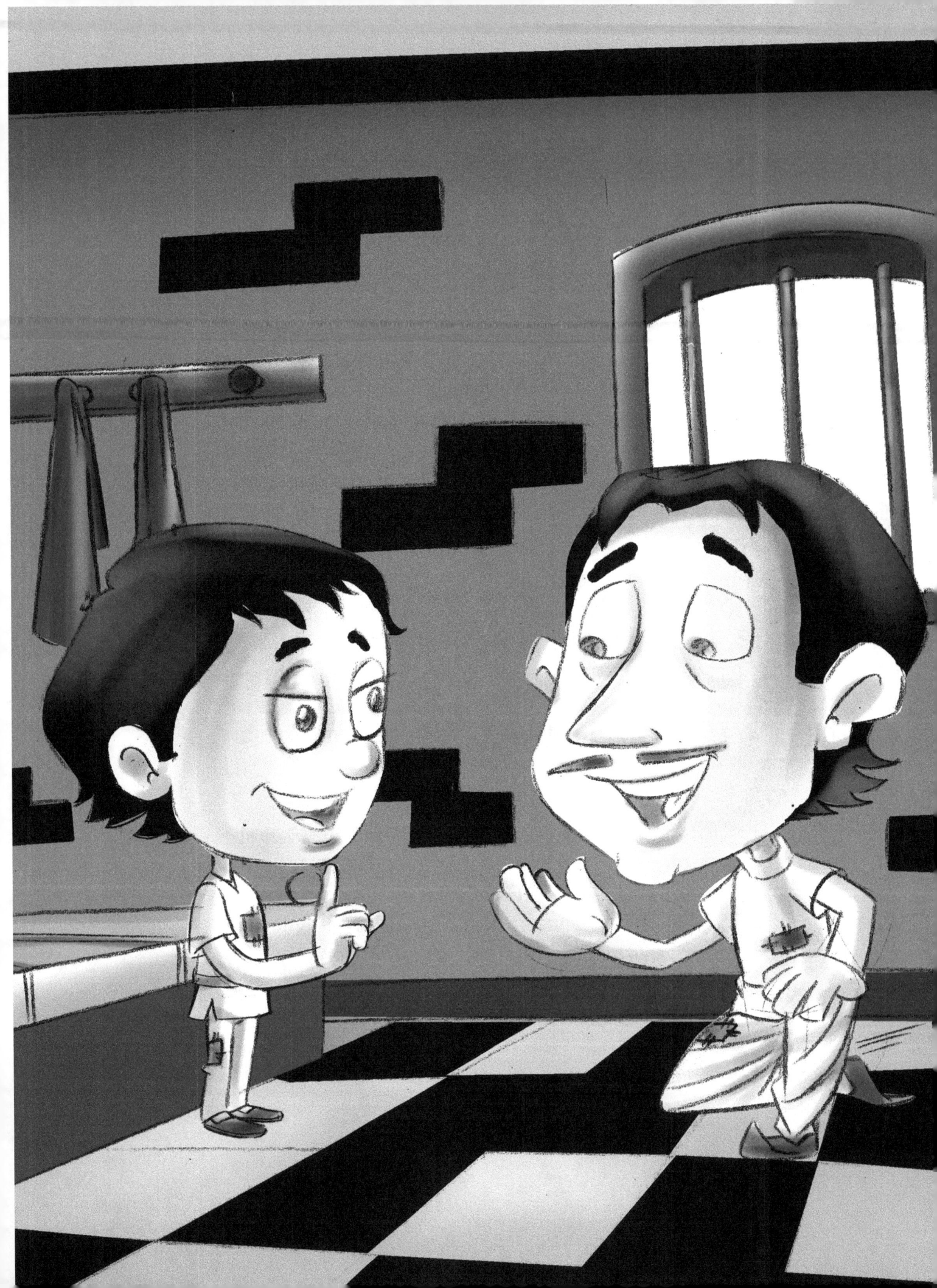

17

एक पैसे में हाथी

गाँव में एक धनी व्यापारी रहता था। एक दिन उसको व्यापार में भारी घाटा हो गया। पलक झपकते ही गाँठ का सारा पैसा खत्म हो गया। फिर एक दिन ऐसी भी स्थिति आयी कि आलीशान मकान गिरवी रख कर किराये के घर में रहना पड़ा। उसे दो जून भोजन के भी लाले पड़ने लगे। एक दिन व्यापारी का बेटा दौड़ा हुआ आया और कहा कि पिताजी गाँव में एक हाथी बेचने वाला आया है। याद है, पहले हम हाथी की सवारी किया करते थे।

व्यापारी ने कहा, 'हाँ, हमारा वह समय अब बीत चुका है।' एक दिन फिर से हमारे पास अपना हाथी होगा। हमें इसके लिए प्रयास करने हैं व्यापारी के बेटे ने कहा कि हाथी तो हम अभी भी ले सकते हैं, क्योंकि बात ही बात में वह हाथी वाला एक पैसे में हाथी बेचने को तैयार हो गया है। सेठ ने कहा, 'एक पैसे का हाथी हमें नहीं लेना है। जिस दिन हम इस योग्य हो जायेंगे कि एक लाख रुपये देकर भी हाथी खरीद लेंगे, तभी हम हाथी लेंगे। उस समय हम उसे अच्छी तरह खिलापिला भी सकेंगे और हमारे घर के दरवाजे पर बँधा हुआ हाथी अच्छा भी लगेगा। आज एक पैसे में खरीद लेंगे, तो हम उसे खिला-पिला भी न सकेंगे और न वह हमारे दरवाजे पर बँधा हुआ शोभा नहीं देगा।' बेटे को दो बातें अच्छी तरह समझ में आ गयी कि किसी भी वस्तु की आवश्यकता और उपयोगिता उसकी कीमत तय नहीं कर सकती।

शिक्षा
जिस वस्तु को हम ठीक से रख न सकें उसकी हिफाजत न कर सकें, उसको अपने पास नहीं रखना चाहिए।

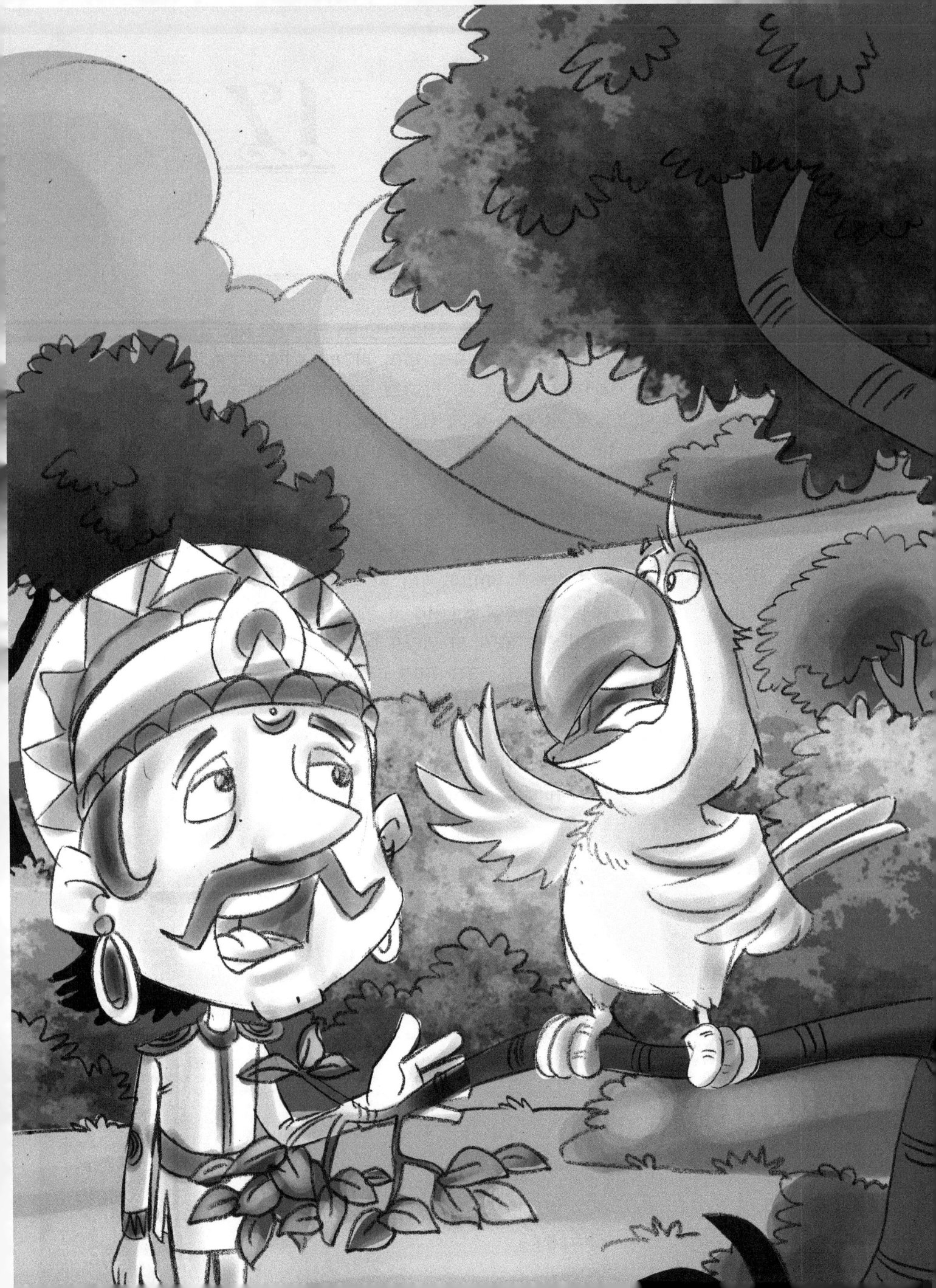

18

संगति का असर

एक वृक्ष पर दो तोते रहते थे। वे दोनों सगे भाई थे और एक समान दिखते थे। एक बार जोर की आँधी आयी। सुरक्षित स्थान की खोज में वे दोनों उस पेड़ से उड़ गये। तेज आँधी की वजह से एक तोता चोरों की बस्ती में जाकर गिरा और दूसरा ऋषियों के आश्रम में। उनके पास रहने का ठिकाना नहीं था, इसलिए वे जहाँ गिरे थे वहीं रहने लगे।

एक दिन राजा चतुर्सेन शिकार खेलने निकला। शिकार की खोज करते-करते वह चोरों की बस्ती के करीब पहुँच गया। उसे थकान हो रही थी, इसलिए वह एक पेड़ के नीचे आराम करने लगा। तभी उसके कानों में तोते की कर्कश आवाज गूँजी। यह वही तोता था, जो वर्षों पहले चोरों की बस्ती में जा गिरा था। वह चिल्ला-चिल्ला कर कह रहा था, 'यहाँ एक आदमी सो रहा है, जिसने लाखों के हीरे-जवाहरात पहने हुए हैं। तुरन्त आओ और इसे लूट लो।' राजा समझ गया कि वह चोरों को बुला रहा है। वह तुरन्त अपने घोड़े पर सवार होकर जंगल से बाहर निकल गया।

थोड़ी दूर पर उसे ऋषियों का आश्रम दिखायी दिया। जैसे ही वह आश्रम में पहुँचा एक मधुर स्वर सुनायी दिया। 'राजन्! सभी ऋषि स्नान करने नदी पर गये हैं। आप जल ग्रहण करके आराम करें।' राजा ने देखा, तो वह तोते की आवाज थी। उसे देखकर राजा अचम्भित हो गया। वह तोते से बोला, 'कुछ देर पहले मैं एक तोते से मिला था, जो देखने में बिल्कुल तुम्हारे जैसा था। उसकी बोली बहुत कर्कश थी और वह लूटने की बात कर रहा था, जबकि तुम तो प्रेम से बात कर रहे हो। क्या तुम उसे जानते हो?'

'हाँ, राजन! वह मेरा सगा भाई है। वह चोरों के साथ रहता है और मैं ऋषियों के साथ। इसलिए हम जो सुनते हैं, वही कहते हैं।' 'लेकिन तुम दोनों अलग कैसे हुए?' राजा ने पूछा। तोते ने सारी बात राजा को कह सुनायी। उसकी बात सुनकर राजा के मुँह से यही निकला, 'संगति का असर अवश्य होता है। इसलिए हमेशा अच्छी संगति में रहना चाहिए।'

शिक्षा
सत्संगति और कुसंगति का असर किसी पर भी पड़ता ही है। इसलिए सदा सत्संगति ही करनी चाहिए, इसी में कल्याण है।

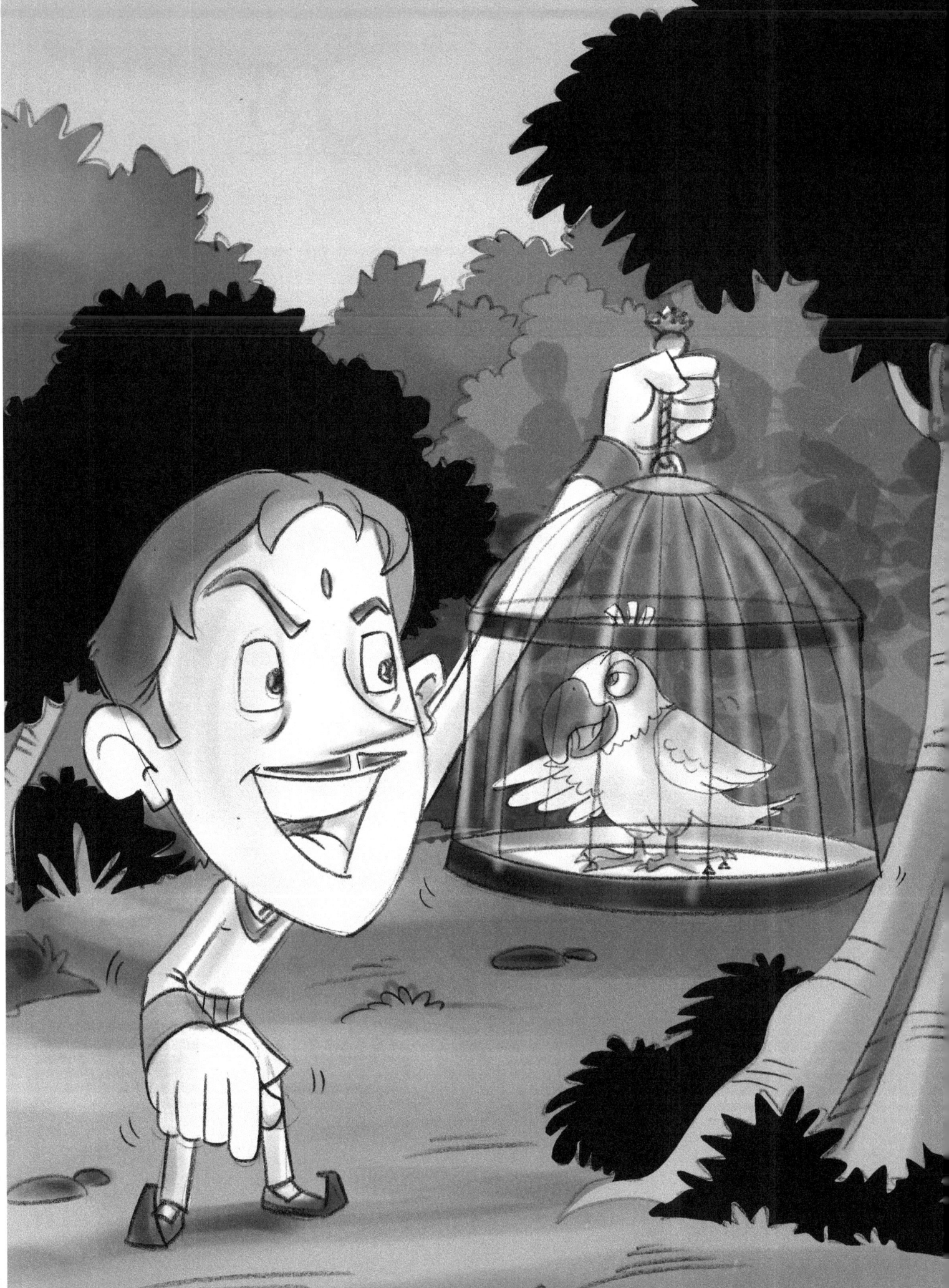

19

रट्टू तोता

मनसुख के पास एक पालतू तोता था। जिसे उसने केवल 'बेशक' शब्द बोलना सिखाया था। एक दिन मनसुख ने सोचा क्यों न इस तोते को बेच दिया जाये। इसके लिए उसने एक योजना बनायी। रात को उसने गाँव में अलग-अलग स्थानों पर धन गाड़ दिया। अगली सुबह वह अपने तोते को लेकर गाँव में घूमने निकला और लोगों से बोला, 'मेरा तोता बहुत बुद्धिमान है। वह मुझे बताता है कि जमीन में कहाँ-कहाँ धन गड़ा हुआ है।'

उसकी बात सुनकर सभी गाँव वाले हँसने लगे। उन्होंने मनसुख से कहा, 'क्या तुम अपनी बात साबित कर सकते हो?' मनसुख बोला, 'अभी लो। तुम्हारे सामने मैं अपने तोते का कमाल दिखाता हूँ।' वह तोते को लेकर उन्हीं स्थानों पर गया, जहाँ उसने पिछली रात धन गाड़ दिया था। वह तोते से बोला, 'यदि मैं यहाँ पर खोदूँ, तो क्या मुझे धन मिलेगा?' तोता बोला, 'बेशक!' मनसुख ने लोगों के सामने गड्ढा खोदा और उन्हें धन निकालकर दिखाया। उसी भीड़ में एक युवक था, जो तोते के कारनामे को देखकर प्रभावित हो गया और तोता को खरीदने के लिए तैयार हो गया।

उसने मनसुख से पूछा, 'क्या तुम यह तोता मुझे बेच सकते हो?' मनसुख की तो जैसे मन की बात हो गयी। लेकिन वह नाटक करते हुए बोला, 'साहब वैसे तो यह मेरा पालतू तोता है। मैं इससे बहुत प्रेम करता हूँ, लेकिन यदि इसके द्वारा किसी और का भी भला हो जाये, तो मुझे क्या आपत्ति हो सकती है। मैं एक हजार सोने के सिक्कों के बदले यह तोता आपको दे दूँगा।' युवक बोला, 'यह रकम तो बहुत ज्यादा है।' मनसुख ने कहा, 'साहब, एक बार ही तो देनी है। इसके बाद तो यह तोता आपको कई गुना कमाकर देगा।' युवक ने मनसुख की बात मान ली। उसने मनसुख को एक हजार सोने के सिक्के दे दिये और तोते को लेकर चल दिया। कुछ दूर जाकर युवक एक स्थान पर रुका। उसने तोते से पूछा, 'यदि मैं यहाँ पर खोदूँ, तो क्या मुझे धन मिलेगा?' तोते ने कहा, 'बेशक!' युवक ने गहराई तक खोद लिया, लेकिन वहाँ धन नहीं मिला। तोते की बात मानकर युवक सारा दिन इधर-उधर खोदता रहा, लेकिन एक ढेला भी हाथ नहीं लगा। युवक समझ गया कि तोते के मालिक ने उसे लूट लिया है।

शिक्षा

किसी वस्तु को खरीदने के पूर्व उसका भली प्रकार परीक्षण करना चाहिए। विक्रेता के कहने में नहीं आना चाहिए।

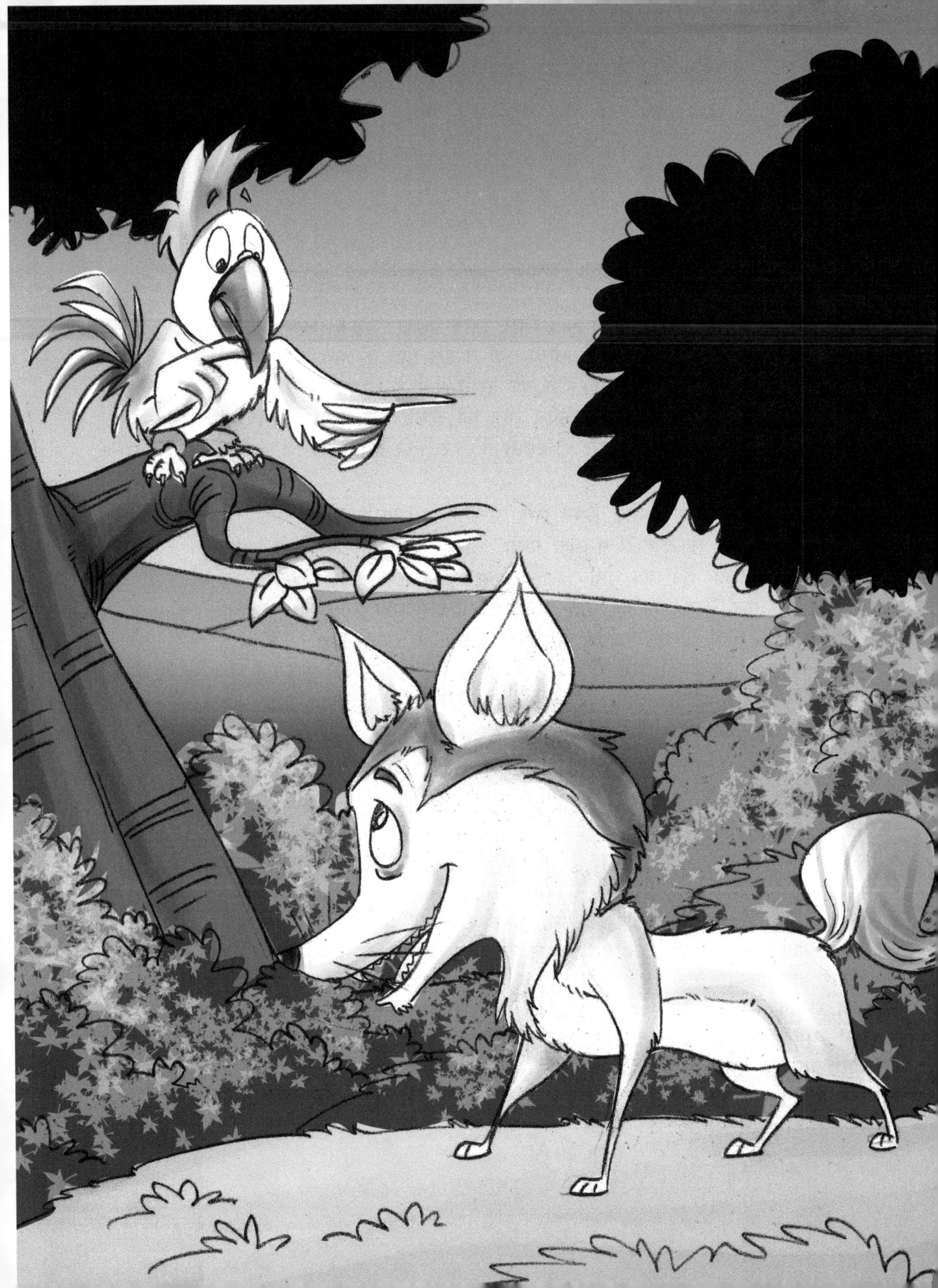

20

धूर्त लोमड़ी

एक जंगल में धूर्त लोमड़ी रहती थी। वह रोज एक पेड़ की ऊँची डाल पर एक मुर्गे को बैठे देखती, लेकिन लाख कोशिशों के बावजूद भी वह उसे खाने में सफल नहीं हो पायी। एक दिन उसने मुर्गे से कहा, ‘मुर्गे भाई! हम सबके लिए खुशखबरी है। अभी-अभी स्वर्ग से आदेश आया है कि हम सभी पशु-पक्षी मिलजुल कर रहेंगे। एक-दूसरे को नहीं मारेंगे। अब तुम्हें मुझसे डरने की जरूरत नहीं है। नीचे आ जाओ। हम बैठकर ढेर सारी बातें करेंगे।’

मुर्गे ने कहा, ‘यह तो बहुत अच्छी खबर है। शायद इसीलिए तुम्हारे कुछ मित्र भी तुमसे मिलने आ रहे हैं।’ ‘मेरे कौन से मित्र आ रहे हैं?’ लोमड़ी ने आश्चर्य से पूछा। ’वही शिकारी कुत्ते, जो अब तक लोमड़ियों का शिकार करते रहे हैं।’ मुर्गे ने मुस्कुराते हुए कहा शिकारी कुत्तों का नाम सुनते ही लोमड़ी डर के मारे काँपने लगी। उसने भागने के लिए छलाँग लगायी। मुर्गे ने कहा, ‘अरे, तुम क्यों घबरा रही हो? अब तो हम सभी दोस्त बन गये हैं, ना।’ लोमड़ी ने कहा, ‘हाँ, यह बात तो है, लेकिन शायद इन शिकारी कुत्तों को इस बात का पता नहीं होगा। कहीं गलती से मुझे खा गये तो। ऐसा करती हूँ, मैं तुमसे बाद में मिलने आती हूँ।’ यह कहकर लोमड़ी वहाँ से भाग गयी। उसे यूँ भागता देख मुर्गे के मुँह से निकल पड़ा, ‘धूर्त लोगों की बात पर कभी भरोसा नहीं करना चाहिए। वरना बदले में धोखा ही मिलता है।’

शिक्षा

धूर्तों से सावधान रहो, अन्यथा धोखा खा जाओगे।

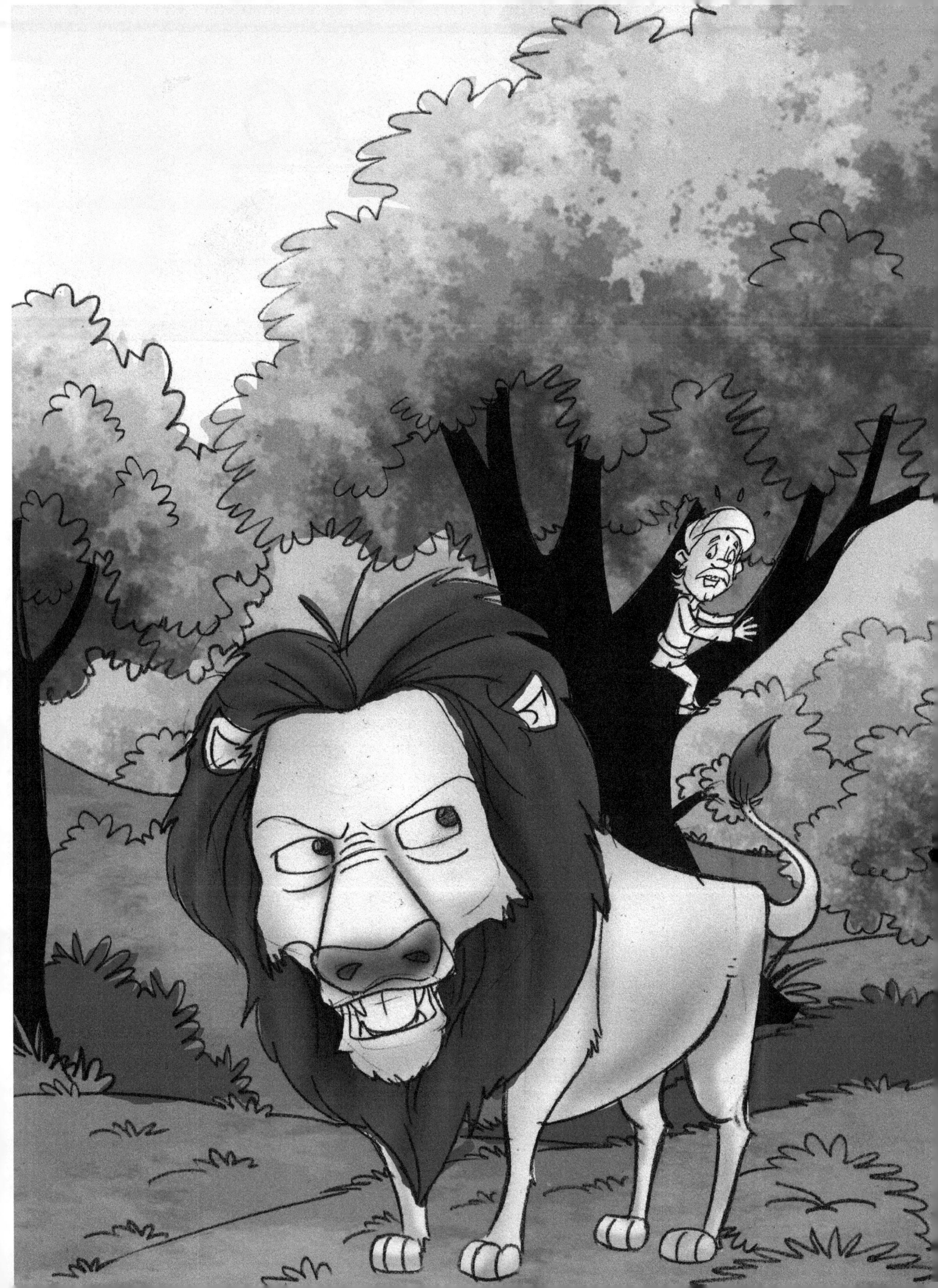

21

विद्या का उचित उपयोग

पाँच मित्र थे। पाँचों के पास कोई काम नहीं था। वे काम करना भी नहीं चाहते थे। टालमटोल करना उनका स्वभाव बन गया था। खाना-पीना, सोना और गप्पें मारना ही उनकी दिनचर्या थी। अपने दिमाग और शरीर से काम लेना तो वे जैसे भूल ही गये थे। जब उन्हें घर-परिवार और समाज से बहुत ताने मिलने लगे, तो उन्होंने तय किया कि वे सभी एक-एक विद्या सीखेंगे। चार मित्र अलग-अलग दिशाओं में चल दिये। पाँचवें ने गाँव में ही रहकर कुछ सीखने की ठानी।

कुछ समय बाद वे विद्या सीखकर मिले। एक ने कहा, 'मैंने ऐसी विद्या सीखी है कि मैं मरे हुए प्राणी की हड्डियों पर माँस चढ़ा सकता हूँ।' दूसरे ने कहा, 'मैं उसके खाल और बाल पैदा कर सकता हूँ।' तीसरे ने कहा, 'मैं उसके सारे अंग बना सकता हूँ।' चौथा बोला, 'मैं उसमें जान डाल सकता हूँ।' पाँचवें मित्र ने कहा कि उसने तो लकड़ी काटने और पेड़ पर चढ़कर आजीविका कमाने की विद्या सीखी है।

पाँचवें मित्र की बात सुनकर चारों उसकी मामूली विद्या पर हँस पड़े। फिर वे अपनी-अपनी विद्या की परीक्षा लेने जंगल में गये। वहाँ उन्हें कुछ हड्डियाँ मिलीं। उन्होंने उसे बिना पहचाने ही उठा लिया। एक ने माँस डाला, दूसरे ने खाल और बाल पैदा किये, तीसरे ने सारे अंग बनाये और चौथे ने उसमें प्राण डाल दिये। वे हड्डियाँ शेर की थीं। शेर जीवित हो उठा और चारों को खा गया। पाँचवें मित्र ने पेड़ पर चढ़कर अपनी जान बचायी। इस तरह मुसीबत में पाँचवें की विद्या ही काम आयी। सही है, विद्या का उचित व्यवहार न हो तो वह किसी काम की नहीं।

शिक्षा

विद्या का दुरुपयोग, अपना ही नाश कराता है।

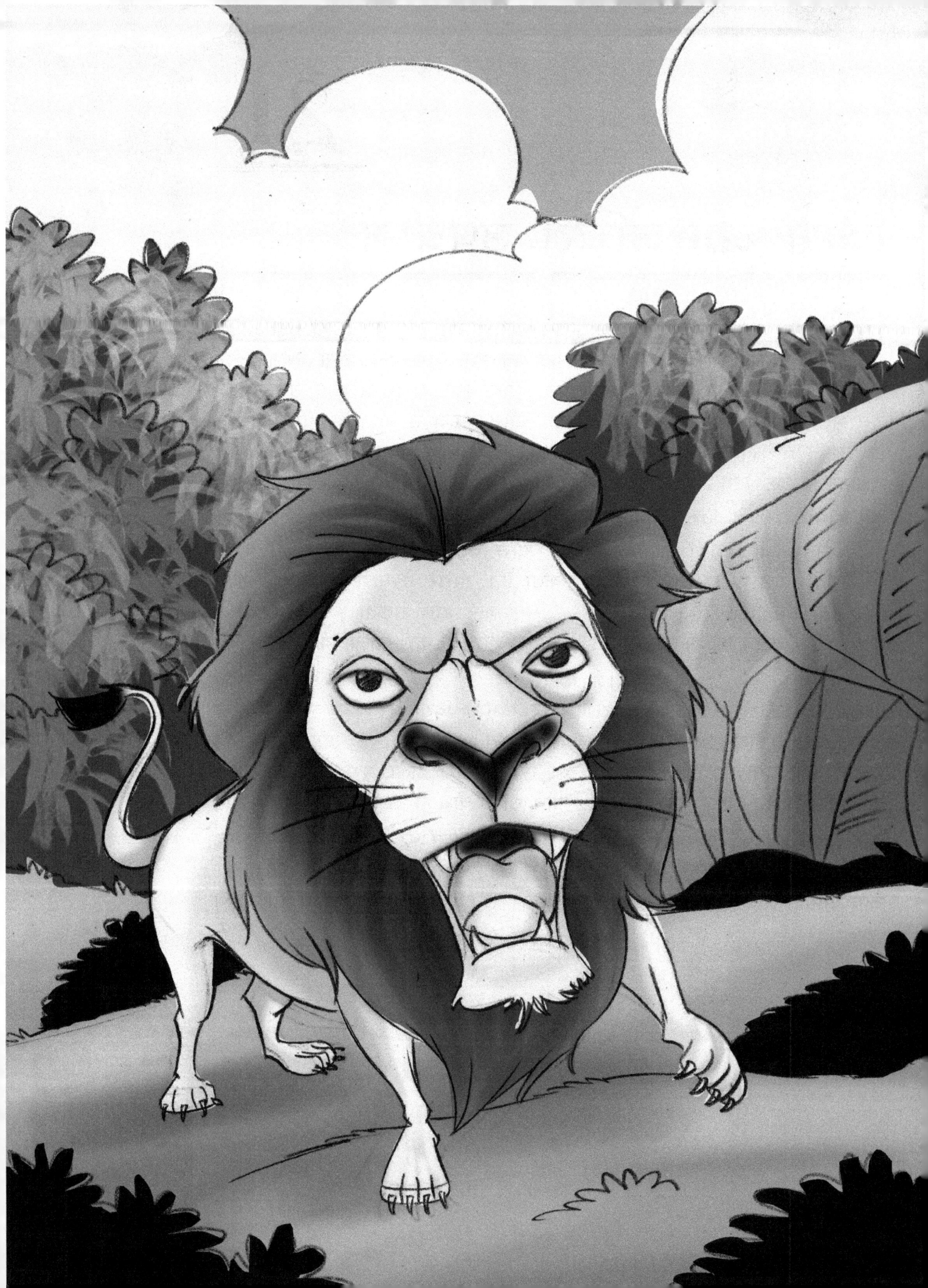

22

शेर के चतुर साथी

एक वन में तीन मित्र चतुर लोमड़ी, धूर्त सियार और होशियार भेड़िया रहते थे। एक दिन तीनों ने सोचा कि क्यों न शिकार के लिए शेर को अपना साथी बना लिया जाये। लोमड़ी ने बात आगे बढ़ाते हुए कहा, 'अब तक हम छोटे-मोटे जानवरों का शिकार ही करते आये हैं। शेर हमारा साथी होगा, तो एक ही बार में कई दिनों के भोजन का जुगाड़ हो जायेगा। हम शिकार को घेर लेंगे और शेर उसका शिकार कर लेगा।' तीनों मित्र फिर शेर के पास पहुँचे और अपनी बात उसके सामने रखी। शेर ने भी उनका निवेदन स्वीकार कर लिया। उसी दिन लोमड़ी, सियार और भेड़िया एक मोटे-ताजे बारहसिंगा को घेर कर शेर की ओर ले गये। शेर ने झपट्टा मारा और उसे मार गिराया। अब बारी थी शिकार के बँटवारे की। शेर ने मध्यस्थता करते हुए कहा, 'हम चार लोग हैं, शिकार के चार हिस्से होंगे।' सभी बड़े खुश हुए। शेर ने शिकार के नजदीक पहुँचकर कहा, 'पहला हिस्सा मेरा होगा, क्योंकि मैं जंगल का राजा हूँ, दूसरा हिस्सा मुझे दिया जायेगा, क्योंकि मैंने शिकार के बँटवारे के लिए मध्यस्थ की भूमिका निभायी, तीसरा भाग मेरा होगा, क्योंकि चारों भागों में से एक हिस्सा मुझे मिलना तय है। अब रहा चौथा हिस्सा, इस पर मैं अपना पंजा रख रहा हूँ, जो मुझसे भिड़ना चाहता हो, वह आगे आये और मुझे हराकर यह हिस्सा ले जाये।' शेर की गुर्राहट सुनकर बाकी तीनों दुम दबाकर भाग गये। उनकी चतुराई धरी की धरी रह गयी थी।

शिक्षा

किसी बलवान से चतुराई और भागीदारी नहीं करनी चाहिए।

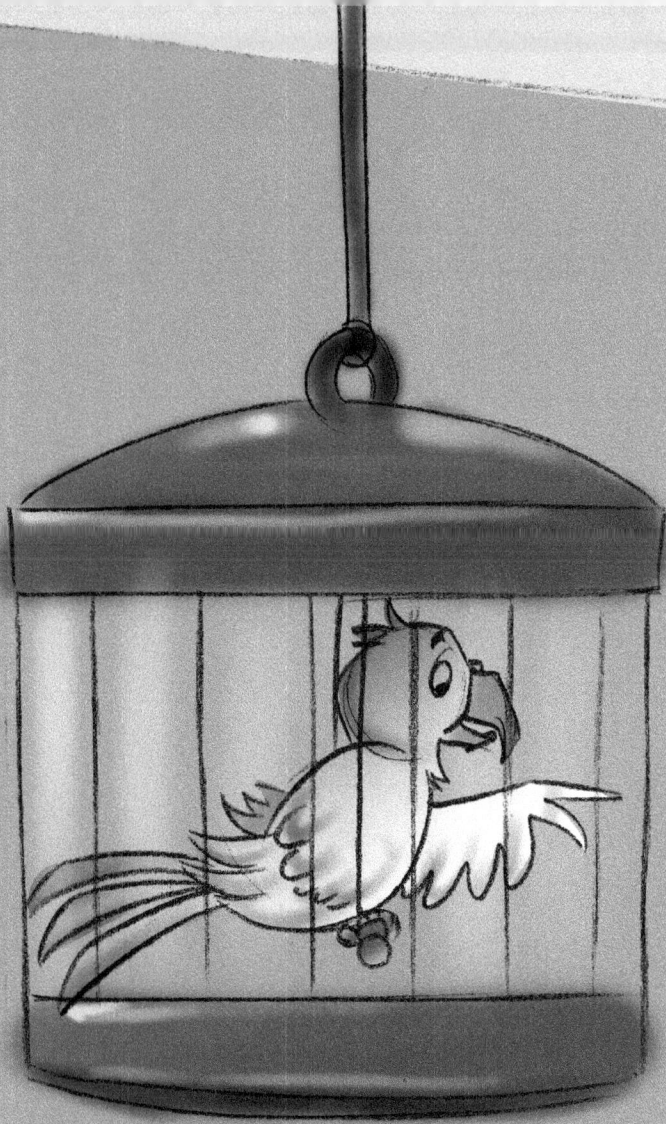

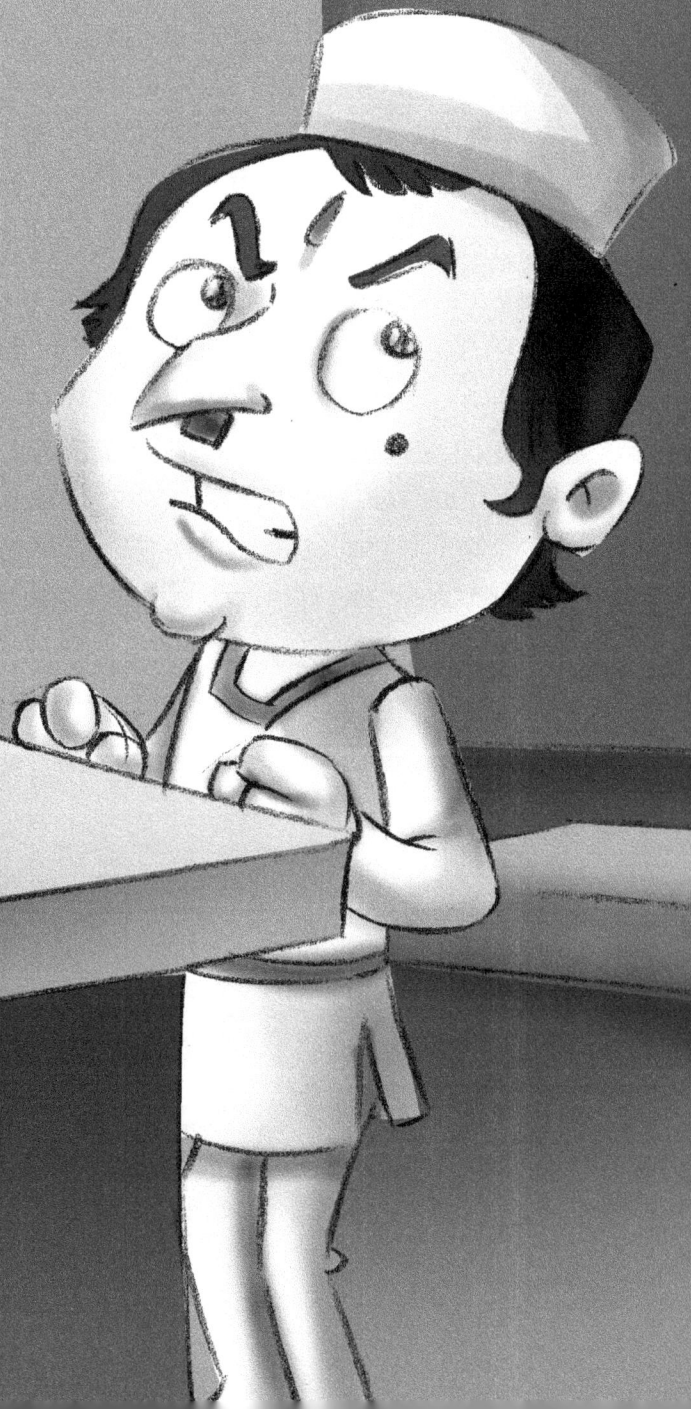

23

अब पछताए होत क्या...

किसी गाँव में भोला नामक साहूकार रहता था। उसकी पत्नी बहुत सुन्दर थी। वह पल-भर के लिए भी उसे अपनी आँखों से ओझल नहीं होने देता था। एक बार भोला किसी जरूरी काम से शहर से बाहर गया। भोला की नजर एक तोते पर पड़ी। वह तोता इनसानों की तरह बोलता था। उसने तोते को खरीद लिया। घर लाकर उसने तोते के पिंजरे को एक कोने में टाँग दिया, कुछ दिनों बाद वह विदेश चला गया और कई दिनों बाद जब वह लौटा तो उसने तोते से पूछा, 'बता मेरी गैरहाजिरी में क्या हुआ था?'

तोता बोला, 'तुम्हारी पत्नी का चरित्र ठीक नहीं है।' तोते की बात सुनकर साहूकार आग-बबूला हो गया। उसने अपनी पत्नी को खूब डाँटा और घर में बन्द कर दिया। पत्नी ने सोचा साहूकार को मेरी हरकतों के बारे में कैसे पता चला? जरूर किसी सेविका ने मेरी शिकायत की है। उसने सभी सेविकाओं से पूछा, लेकिन सभी ने इनकार कर दिया। काफी सोचने के बाद उसे समझ में आ गया कि हो न हो यह काम उस तोते का ही है। उसने साहूकार के सामने तोते को झूठा साबित करने की सोची। एक दिन जब भोला काम के लिए बाहर गया, तो उसकी पत्नी ने सेविकाओं से कहा, 'आज रात एक सेविका चक्की पीसेगी ताकि तोते को लगे कि बादल गरज रहे हैं और एक सेविका तोते पर इस तरह पानी डालेगी कि उसे लगे जैसे बारिश हो रही।' सेविकाओं ने सारी रात ऐसा ही किया।

दूसरे दिन जब भोला लौटा, तो उसने बीती रात के बारे में तोते से पूछा। तोते ने कहा, 'कल रात मेरा तो बुरा हाल रहा रात भर बादल गरजते रहे और बारिश होती रही।' यह सुनकर साहूकार अचम्भित हो गया। उसने सोचा बारिश की बूँद भी नहीं पड़ी और यह कह रहा है कि सारी रात बारिश होती रही। लगता है यह तोता बेसिर-पैर की बातें करता है। इसका मतलब जो कुछ उसने मेरी पत्नी के बारे में कहा, वह सब झूठ था। उसने गुस्से में आकर तोते को मार डाला और अपनी पत्नी पर दोबारा विश्वास करने लगा। लेकिन यह विश्वास ज्यादा दिन नहीं चला। कुछ दिनों बाद पड़ोसियों ने भी उसकी पत्नी के बारे में वहीं बातें कहीं, जो तोते ने कही थीं। यह सब सुनकर भोला को अपनी करनी पर बहुत अफसोस हुआ लेकिन अब पछताने के अलावा वह कर भी क्या सकता था।

शिक्षा

गलती करके पछताने से कोई लाभ नहीं होता है।

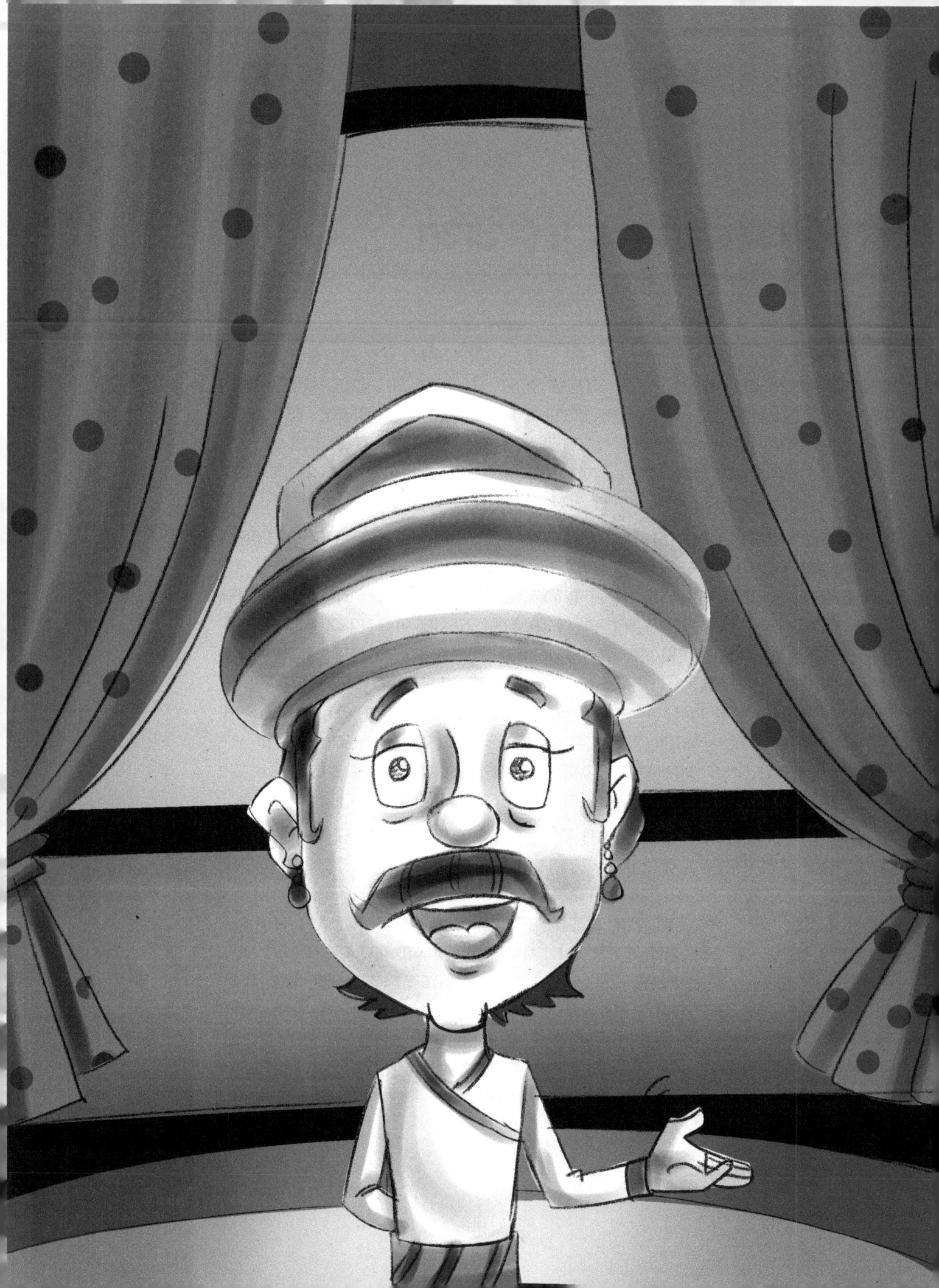

२५

24

बड़बोली के बोल

एक चिड़िया को कहीं से एक मोती मिल गया। चिड़िया ने राजा के महल के पास एक ऊँचे वृक्ष पर अपना घोंसला बना लिया और रात-दिन गाने लगी, 'मैं राजा से भी अमीर हूँ।' राजा ने जब यह सुना, तो उसे बड़ा गुस्सा आया। राजा ने सिपाहियों को आदेश दिया कि चिड़िया के घोंसले में जो कुछ भी हो, सब जब्त कर लो। राजा के सिपाही गये और चिड़िया के घोंसले से मोती उठा लाये।

शाम को जब चिड़िया लौटी, तो उसे पता चला कि राजा के सिपाही उसका मोती ले गये हैं। 'राजा कंगाल है, मेरा मोती चुरा लिया' चिड़िया जोर-जोर से चिल्लाने लगी। यह बात राजा ने सुनी, तो चिड़िया के घोंसले में उसका मोती फिर से पहुँचा दिया। अपना मोती पाकर चिड़िया ने फिर चिल्लाना शुरू कर दिया 'राजा डरपोक है, मेरा मोती दे गया'। इस बार राजा ने चिड़िया को बन्दी बनाने का हुक्म दिया। पिंजरे में कैद होकर भी चिड़िया का बोलना नहीं थमा 'राजा मेरा नौकर है, पिंजरा मेरा घर हैं'। इस पर राजा ने अधीर होकर चिड़िया का वध करवाने की बात सोच ली।

मन्त्री ने राजा को रोकते हुए कहा, 'चिड़िया बड़बोली है। बड़बोले लोग बिना वस्तुस्थिति को समझे बोलते हैं। उनकी बात को दिल से लगाना मूर्खता है।' राजा को मन्त्री की बात उचित लगी और चिड़िया को आजाद कर दिया गया। पिंजरे से निकलकर उड़ते-उड़ते भी चिड़िया शेखी मार रही थी, 'राजा मुझसे हार गया।' पर फिर उसकी बात पर किसी ने ध्यान नहीं दिया।

शिक्षा

बड़बोले शेखी बघारने वाले की बातों पर ध्यान नहीं देना चाहिए।

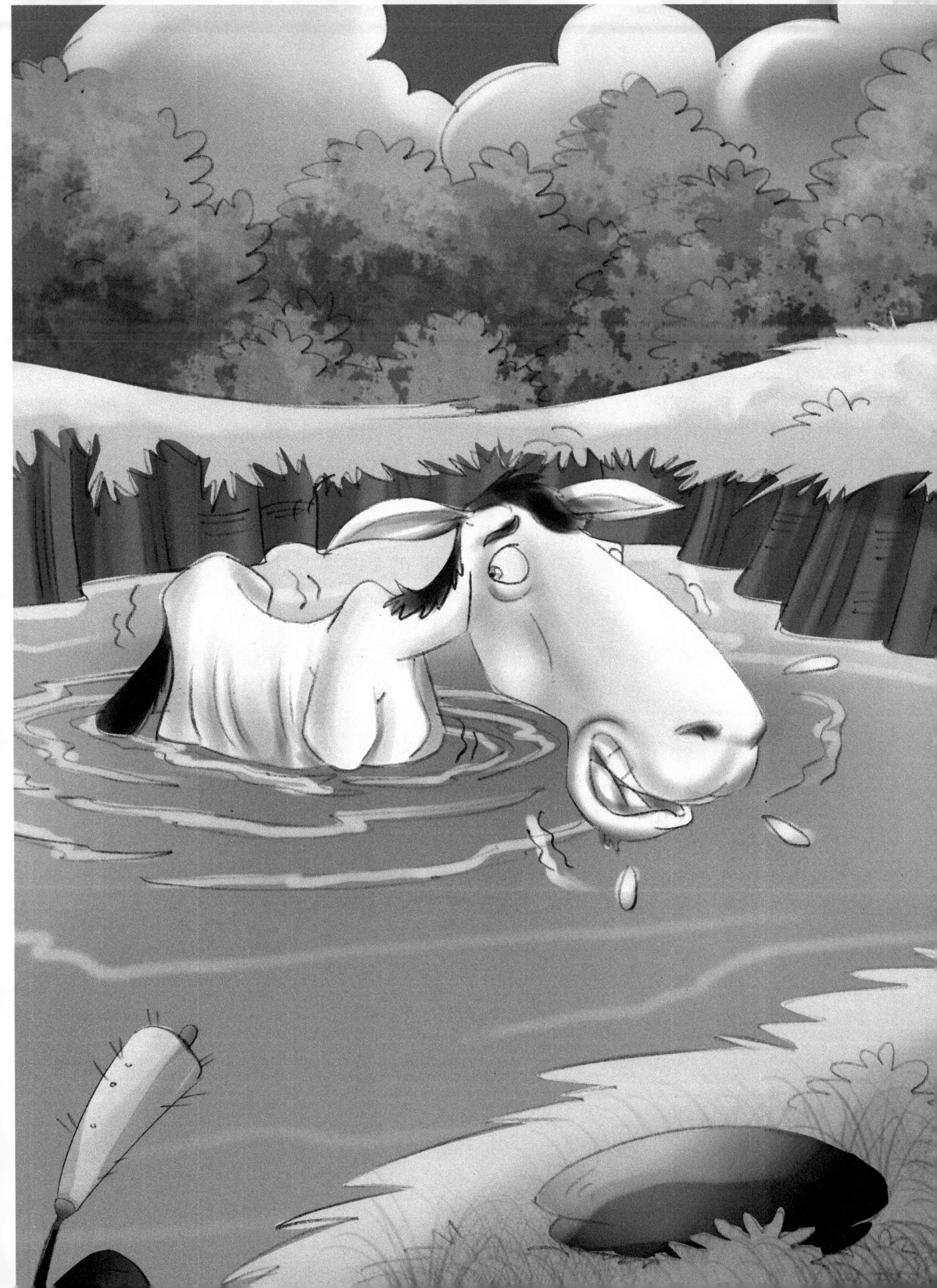

25

करे कोई भरे कोई

किसी समय हस्तिनापुर में 'बिलास' नाम का एक कंजूस व्यक्ति रहता था। उसके पास एक खच्चर था। वह दिन भर खच्चर से खूब काम लेता, किन्तु उसे भरपेट खाने को नहीं देता। दिन-रात मेहनत करने और भरपेट भोजन न मिलने से खच्चर बहुत कमजोर हो गया। बिलास ने तब भी उससे काम लेना जारी रखा। खच्चर की हालत देख एक दिन बिलास ने सोचा कि यदि यह मर गया, तो मैं क्या करूँगा? कुछ ऐसा करूँ कि यह मेरा काम भी करता रहे और इसके चारे का खर्च भी मुझको नहीं उठाना पड़े।

एक दिन बिलास कहीं से मरे हुए बाघ की खाल ले आया। वह खाल खच्चर को पहना देता और उसे खेतों में चरने के लिए छोड़ देता। खेत के रखवाले उसे दूर से देखते और बाघ समझकर वहाँ से भाग जाते। खच्चर मजे से खेतों में चरता रहता। अच्छी खुराक मिलने के कारण कुछ ही दिन में खच्चर खूब हृष्ट-पुष्ट हो गया। एक दिन खेत के मालिक ने सोचा कि रोज फसल चरी हुई कैसे मिलती है और अचानक यह बाघ कहाँ से आने लगा? पहले तो यह कभी आता नहीं था। तब उसने बाघ को मारने की एक तरकीब सोची।

उसने काला कम्बल ओढ़ लिया और धनुष-बाण लेकर खेत में ही किसी सुरक्षित स्थान पर बैठ गया। खेत में चरने वाले खच्चर की दृष्टि जब उस पर पड़ी, तो उसने खेत के मालिक को भी खच्चर ही समझा और जातिगत स्वभाव के कारण उसकी ओर देखकर अपनी आवाज में ढेंचू-ढेंचू चिल्लाने लगा। बस फिर क्या था? खेत का मालिक समझ गया कि यह बाघ की खाल में खच्चर है। बस, वह पिल पड़ा खच्चर पर और उसे मार-मारकर अधमरा कर दिया। ठीक कहा गया है, दुष्ट मालिक की सेवा-चाकरी से बचकर ही रहना चाहिए।

शिक्षा

बाघ की खाल ओढ़ने से कोई बाघ नहीं हो सकता, उसका जातिगत स्वभाव बना ही रहता है।

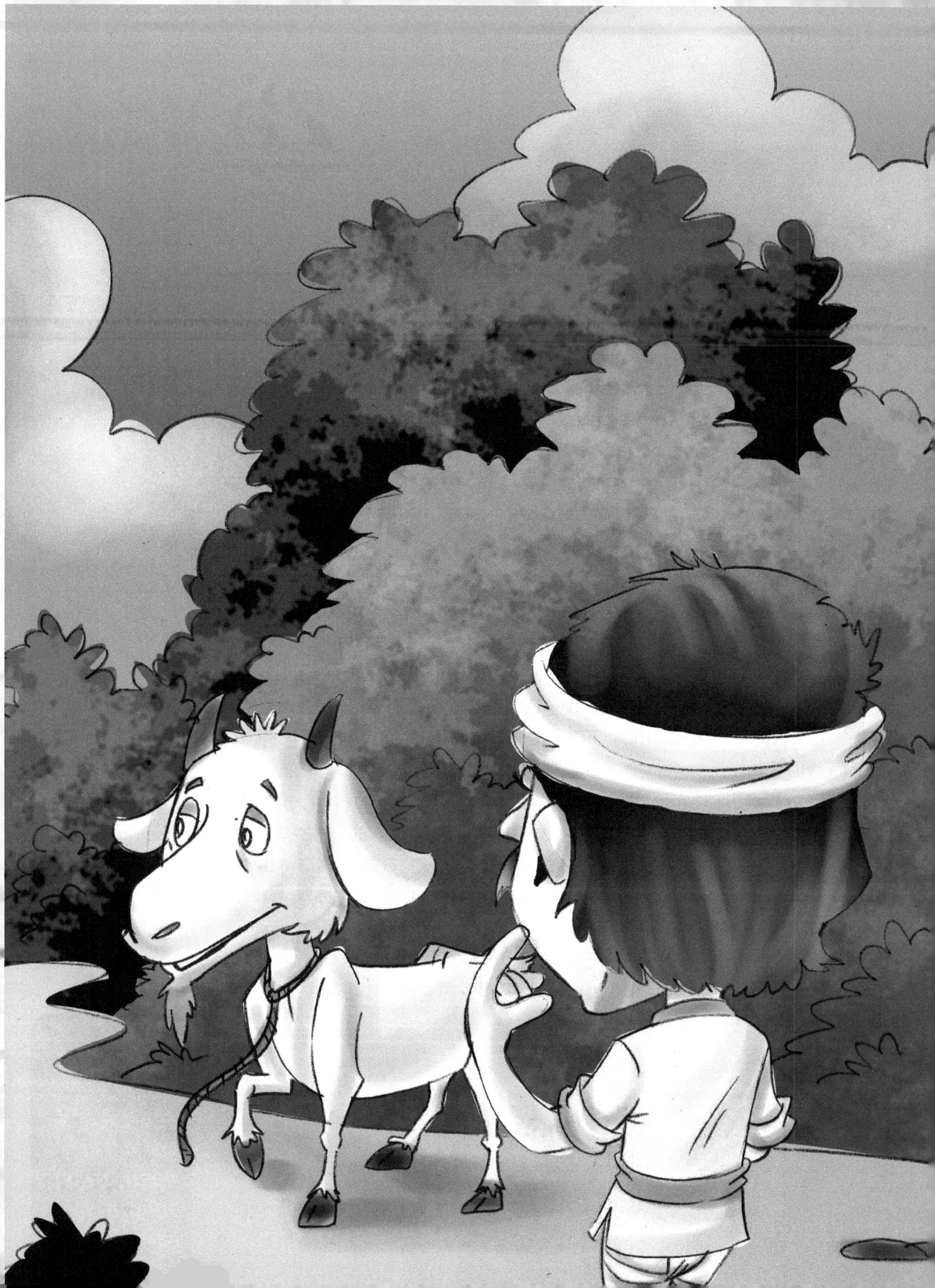

26

ठगों का जाल

एक बार रमाशंकर नाम का व्यक्ति अपने कन्धों पर बकरी लादकर जा रहा था। तीन ठगों ने उसे देखा और बकरी हथियाने का निश्चय कर लिया। तीनों ने एक योजना बनायी। वे एक-एक कोस के अन्तर पर खड़े हो गये। जैसे ही रमाशंकर एक ठग के पास से बकरी को कन्धे पर लादे हुए निकला, वह ठग बोला, 'हे पथिक! कहाँ से आ रहे हो?' रमाशंकर बोला, 'समीप के एक गाँव से आ रहा हूँ, भाई।' यह सुनकर वह ठग बोला, 'वह तो ठीक है किन्तु तुमने इस कुत्ते को अपने कन्धे पर क्यों लाद रखा हैं? क्या यह बीमार हैं?'

रमाशंकर बोला, 'क्या बकते हो। तुम्हें यह बकरी कुत्ता दिखायी देती हैं, मूर्ख कहीं का!' ठग ने अपने कन्धे उचकाए और कहा, 'ठीक है भाई! तुम्हें यह बकरी दिखायी देती है, तो ऐसा ही सही।' रमाशंकर उस ठग की बातों को अनदेखा कर आगे चल दिया। अभी वह कुछ ही दूर पहुँचा था कि दूसरा ठग उसे मिल गया। उसने भी बकरी को कुत्ता बताया। रमाशंकर उसे भी मूर्ख कहकर आगे बढ़ गया। थोड़ा आगे जाने पर अब वह सोचने लगा कि कहीं उसको धोखा तो नहीं हो रहा? क्योंकि दो व्यक्ति एक ही बात कह रहे हैं। यह सोचकर उसने बकरी को कन्धे से उतारा और उसे खड़ा करके चारों ओर से देखा-परखा। जब उसे विश्वास हो गया कि यह बकरी ही है, तो वह पुनः कन्धे पर उसे लादे आगे चल दिया, लेकिन अब उसका मन स्थिर नहीं था। थोड़ा और आगे चलने पर उसको तीसरा ठग मिला। उसने भी बकरी को कुत्ता बता कर रमाशंकर को पूरी तरह भ्रमित कर दिया।

रमाशंकर ने एक बार फिर बकरी को कंधे से उतारा और अच्छी तरह से देखा। जब उसे विश्वास हो गया कि यह बकरी ही हैं, कोई कुत्ता नहीं, तो वह उसको लेकर आगे चल दिया। कहते हैं कि झूठ को जोर देकर बार-बार कहा जाये तो वह सच लगने लगता है। ऐसा ही कुछ रमाशंकर के साथ भी हुआ। वह सोचने पर विवश हो गया कि यह बकरी नहीं, सचमुच में ही एक कुत्ता है। ऐसा विचार मन में आते ही उसने बकरी को कन्धे से उतारा और वहीं पटक कर अपने घर चला गया। तीनों ठग यही तो चाहते थे। उन्होंने बकरी ले जाकर किसी दूसरे गाँव में बेच दिया।

शिक्षा

अपनी बुद्धि व ज्ञान पर भरोसा करो, किसी के बहकावे में मत आओ।

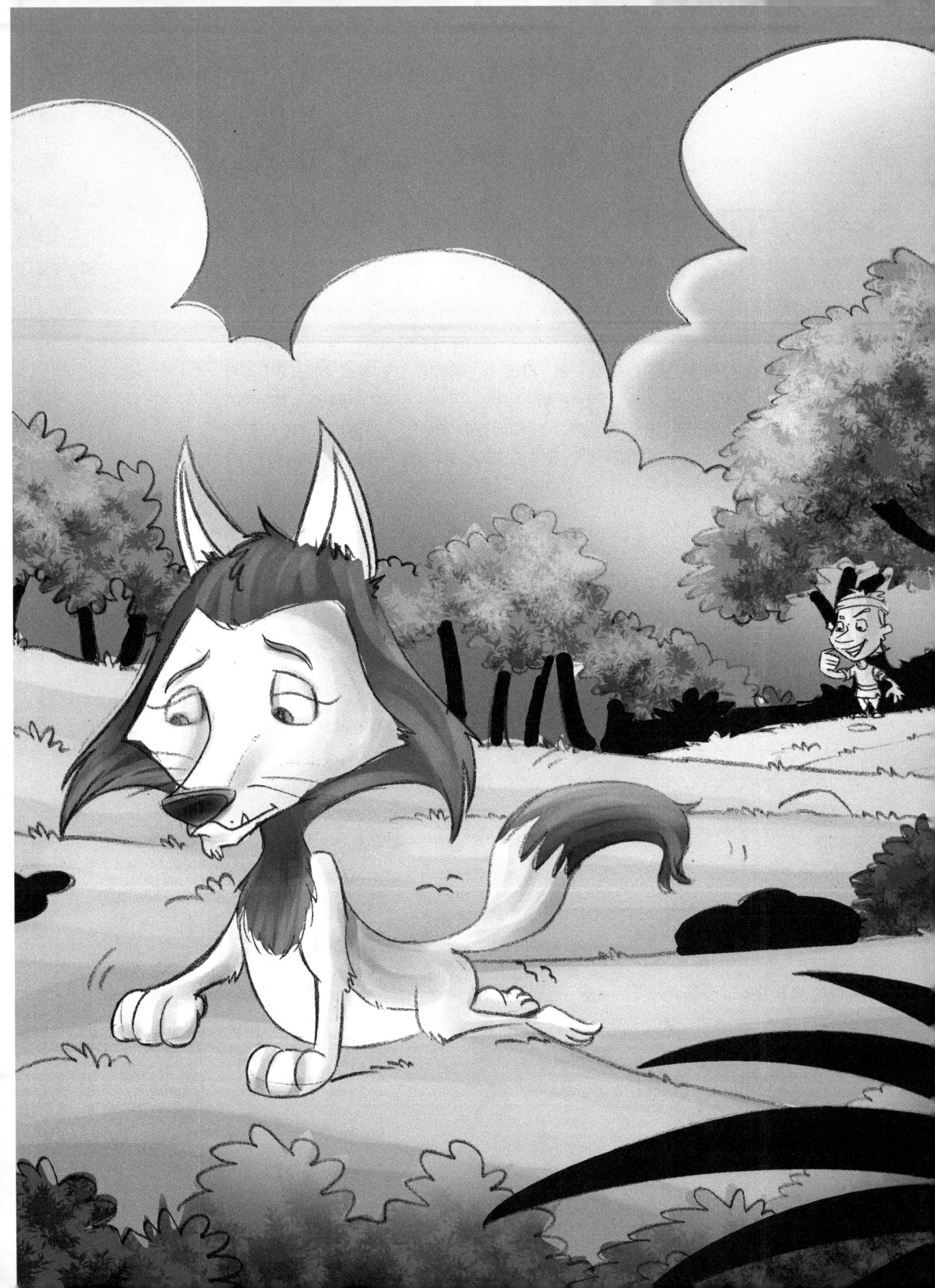

27

मेहनत से जी चुराने का फल

जंगल में एक लोमड़ी रहती थी। उसके आगे के दोनों पैर खराब थे। उसी जंगल से सटा हुआ एक गाँव था, जिसमें मंगू नामक एक व्यक्ति रहता था। वह अकसर उस लोमड़ी को देखता और सोचता कि इसके दोनों पैर खराब हैं, तो यह अपने लिए भोजन कैसे जुटाती होगी? यह जानने के लिए एक दिन मंगू लोमड़ी का पीछा करता हुआ जंगल में चला गया। वहाँ उसने देखा एक शेर अपना शिकार खा रहा है। शेर को जितना खाना था। उसने खाया और बचाखुचा लोमड़ी के हवाले कर दिया। यह देखकर मंगू ने सोचा, लोमड़ी शिकार नहीं कर सकती, इसलिए ईश्वर ने शेर के माध्यम से उसके लिए भोजन भेजा है। यदि ईश्वर जीव-जन्तुओं का इस प्रकार ध्यान रखते हैं, तो क्यों ना मैं भी अपना जीवन आराम से गुजारूँ। ईश्वर मेरे लिए भी भोजन की व्यवस्था कर देंगे। अगले दिन से मंगू ने काम-धाम छोड़ दिया और दिनभर घर पर आराम करने लगा।

उसने प्रण लिया कि जब तक ईश्वर उसके लिए भोजन नहीं भेजेंगे, वह एक भी निवाला ग्रहण नहीं करेगा। इसी चाह में उसने कई दिन निकाल दिये। इस तरह उसका शरीर काफी कमजोर हो चुका था। उसके काम करने की शक्ति भी खत्म हो चली थी। लेकिन उसके लिए भोजन नहीं आया। एक दिन वह ईश्वर से शिकायत करने लगा।

ईश्वर की आवाज आयी, 'जब तू काम करता था, तब मैंने हमेशा ही तेरे भोजन की व्यवस्था की, लेकिन अब तू गलत राह पर चल पड़ा है। तूने अपनी तुलना ऐसे जीव से की जो असहाय है। तू तो अच्छा भला था। अपनी मूर्खता से तूने अपना शरीर इतना कमजोर कर लिया है कि अब तू कोई काम करने लायक नहीं रहा यदि मैं इसी तरह सबको भोजन देता रहूँ, तो संसार में कोई व्यक्ति कर्म नहीं करेगा। मेहनत करके कमाना ही मनुष्य धर्म है और तू यह धर्म भूल गया।' ईश्वर की बात सुनकर मंगू को अपनी करनी पर बहुत पछतावा हुआ। उसने ईश्वर से माफी माँगी। वह समझ चुका था कि ईश्वर सबकी मदद करते हैं। जो व्यक्ति मेहनत से जी चुराता हैं, उसका साथ ईश्वर भी नहीं देते।

शिक्षा

ईश्वर जाहिल व काहिल व्यक्तियों की मदद नहीं करते, बल्कि जो परिश्रम करता है, उसकी मदद करते है।

←Rose

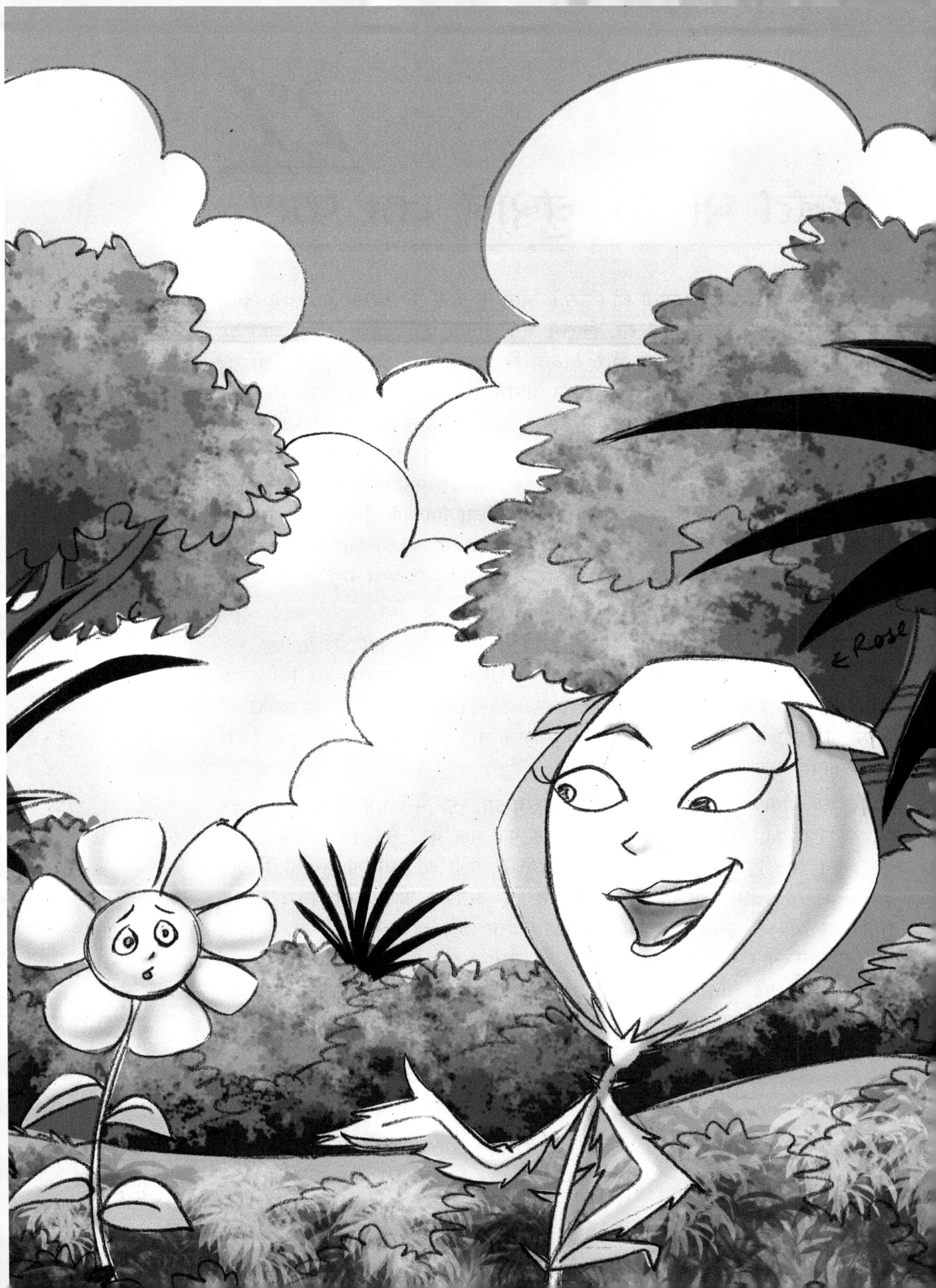

28

नेकी और बदी

सोहन के घर के बाहर चिड़िया ने घोंसला बना लिया। अण्डे दिये। उनसे बच्चे निकले। एक दिन जब चिड़ा और चिड़िया घोंसले में नहीं थे, एक बच्चा नीचे गिर पड़ा और उसकी टाँग टूट गयी। सोहन ने चिड़िया के बच्चे को उठाया और उसकी टाँग पर दवा लगा कर उसे वापस घोंसले में रख दिया। चिड़िया का यही बच्चा जब बड़ा हुआ, तो एक दिन सुबह अपनी चोंच में एक चावल का दाना लेकर आया और सोहन की हथेली पर रख दिया। सोहन ने वह दाना आँगन की मिट्टी में दबा दिया और इस बात को भूल गया। एक सुबह उसने देखा कि चावल के उस दाने की जगह हीरे-जवाहरात चमक रहे हैं।

अब उसे पंछी के उपकार का बदला चुकाने की सच्चाई समझ में आयी। सरल हृदय सोहन ने सारा किस्सा पड़ोसी मोहन को सुनाया। मोहन की खुशकिस्मती थी कि उसके दरवाजे पर भी चिड़िया ने घोंसला बनाया हुआ था और उसमें चीं-चीं करते बच्चे भी थे। वह फटाफट घर गया। घोंसले में से एक चिड़िया के बच्चे को उठाया और धरती पर पटक दिया। इतने पर भी उसकी टाँग नहीं टूटी, तो टाँग तोड़ कर पट्टी बाँधी और घोंसले में बिठा दिया। बच्चा जब बड़ा हुआ तो उसने भी मोहन को एक चावल का दाना दिया। मोहन ने दाना आँगन में दबा दिया और जवाहरात के पेड़ की प्रतीक्षा करने लगा। एक दिन चावल के उस दाने की जगह भयानक यमदूत निकला और मोहन को लेकर यमपुरी चल दिया।

शिक्षा

नेकी का फल नेकी और बदी का फल बदी मिलता है।

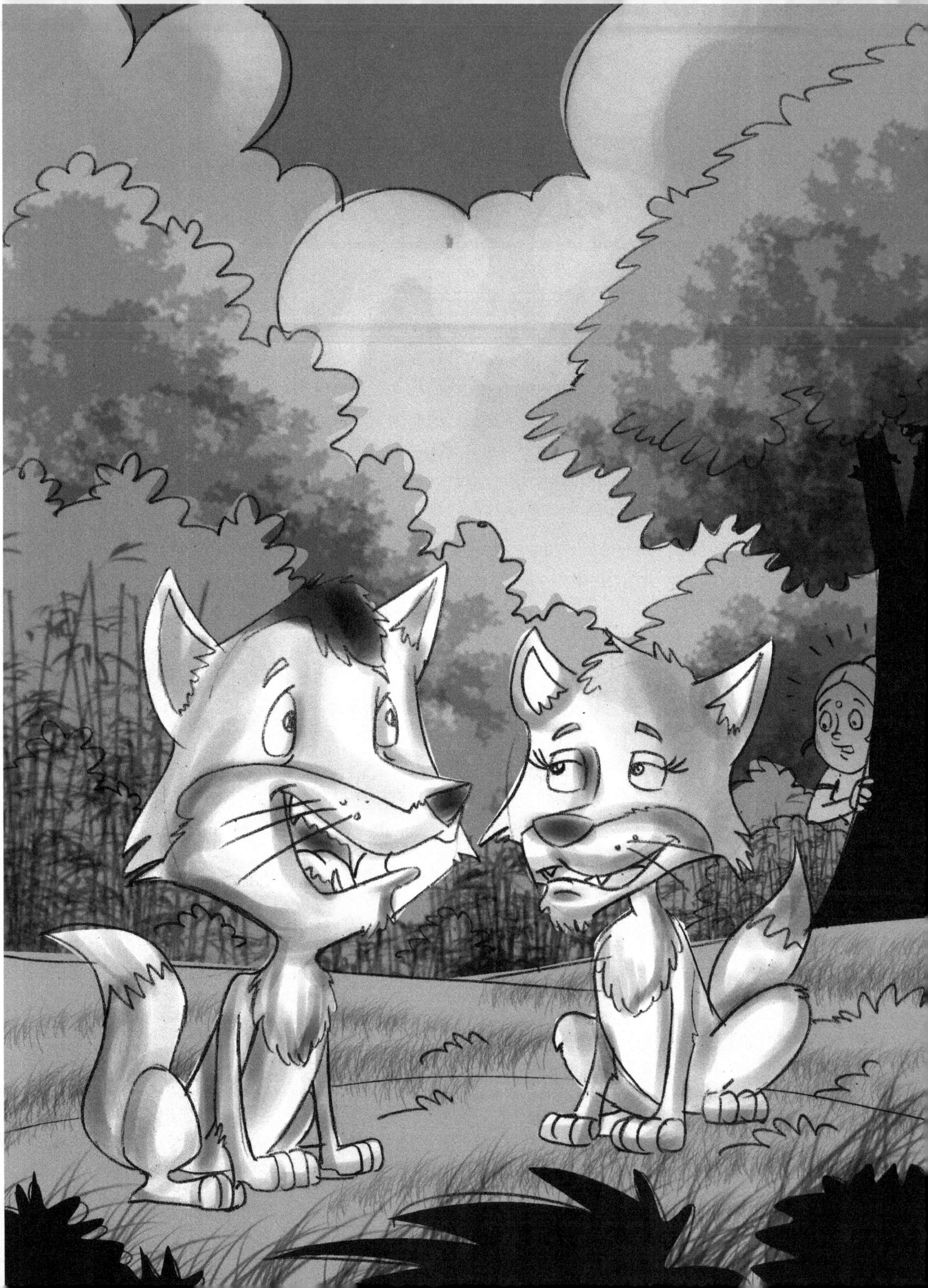

29

अनमोल सीख

एक सन्त थे। वे मानते थे कि इनसान को जिस चीज की जरूरत होती है, उसे ईश्वर देता है। ईश्वर पर उनका इतना भरोसा था कि उनकी प्रत्येक इच्छा पूरी हो जाती थी। इसलिए वे अपने पास कोई भी चीज नहीं रखते थे। सन्त इधर से उधर आते-जाते रहते थे, इसलिए रास्ते में कहीं प्यास लगे, तो पानी के लिए एक डोलची और रस्सी जरूर अपने पास रखते थे। एक बार वे कहीं जा रहे थे, रास्ते में उन्हें प्यास लगी, लेकिन उन्हें आस-पास कहीं पानी दिखायी नहीं दिया। प्यास से बेहाल वे आगे बढ़े। बहुत दूर जाने पर उन्होंने देखा, एक कुँआ है, जो पानी से लबालब भरा है और एक हिरन पानी पी रहा है।

जब हिरन पानी पीकर चला गया तो वे कुएँ पर पहुँचे। पर यह क्या, कुएँ का पानी एकदम नीचे चला गया। सन्त हैरत में रह गये! उन्होंने स्वयं अपनी आँखों से कुएँ में ऊपर तक भरा पानी हिरन को पीते देखा था। यह कैसे सम्भव हुआ, उनकी समझ में कुछ नहीं आया। उनकी प्यास गायब हो गयी। वे चुपचाप खड़े होकर सोचने लगे कि माजरा क्या है! तभी कुएँ से आवाज आयी, 'तुम हैरान क्यों होते हो? हिरन के पास डोलची और रस्सी नहीं थी, इसलिए हमने खुद पानी को इसके नजदीक कर दिया। तुम्हारे पास तो डोलची और रस्सी है, इसलिए पानी को नीचा कर दिया। तुम खुद पानी पी सकते हो।'

सन्त ने डोलची और रस्सी को फेंक दिया तथा बिना पानी पिये ही वहाँ से चलने को हुए। इतने में फिर आवाज आयी, 'अरे, कहाँ जाते हो? हमने तो तुम्हारे सब्र की परीक्षा ली थी। जाओ और पानी पियो।' सन्त ने बड़े प्रेम से पानी पिया और जब वहाँ से चले, तो अपने साथ एक अनमोल सीख लेकर चले कि ईश्वर पर भरोसा तो करो पर साथ में कर्म भी करो।

शिक्षा

जो स्वयं कर्म करते हैं, ईश्वर उन्हीं की मदद करता है।

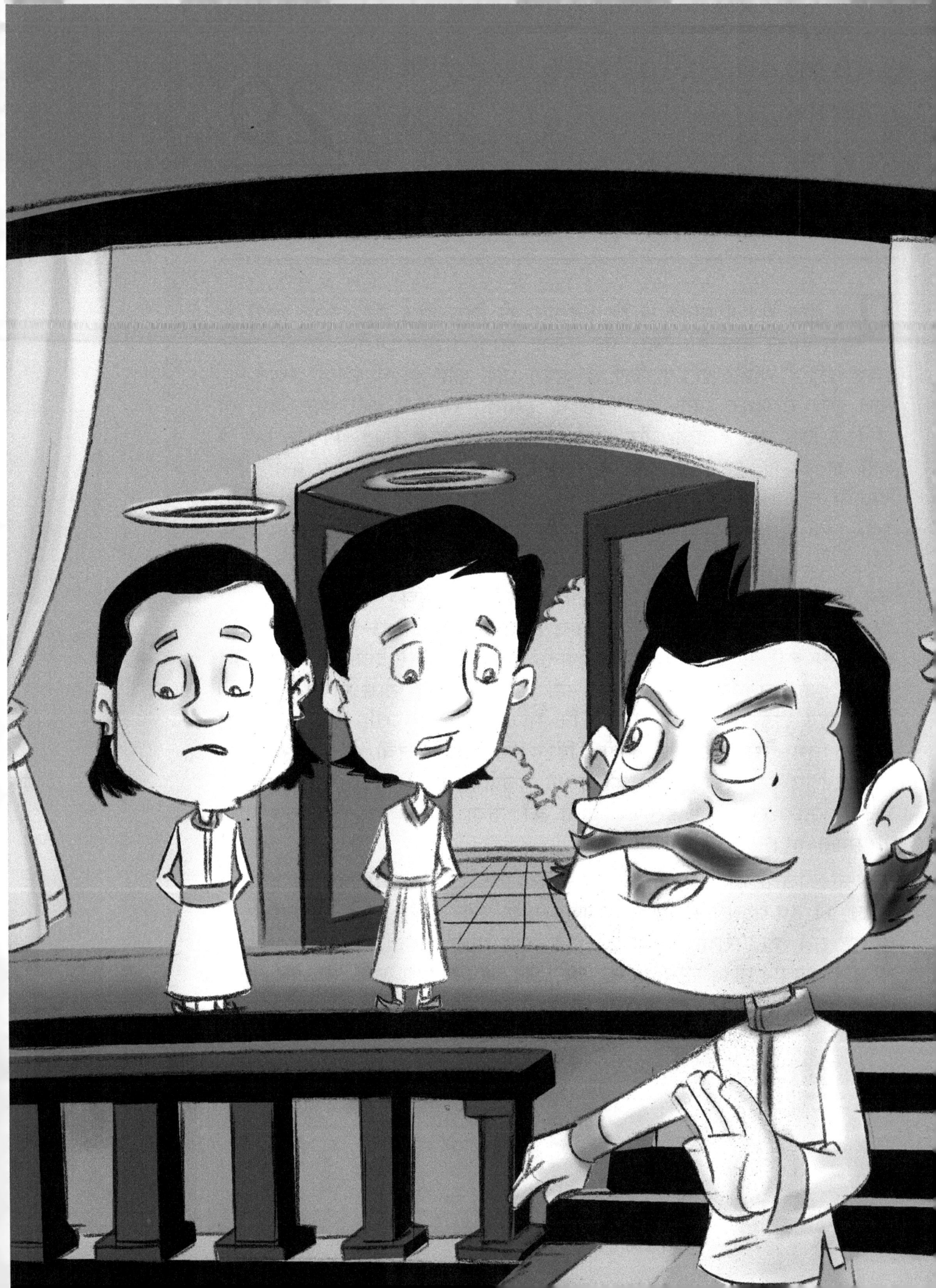

30

दो फरिश्ते

दो फरिश्ते दुनिया में घूम रहे थे। उन्होंने एक धनी और लालची सेठ के घर रात बिताने की सोची। जब वे सेठ के घर गये, तो उसने फरिश्तों का अतिथि-सत्कार नहीं किया। उसने कहा, 'अगर तुम्हें सोना है, तो मेरी कोठी के नीचे तलघर है, वहाँ जाकर सो जाओ।' वे दोनों तलघर में सोने के लिए चले गये। जब वे जमीन पर अपना बिस्तर लगा रहे थे, तभी एक फरिश्ते की नजर दीवार में हो रहे छेद पर पड़ी। उसने वहाँ जाकर देखा, तो दीवार के दूसरी ओर सोने के सिक्के भरे थे। फरिश्ते ने तुरन्त उस छेद को बन्द कर दिया। उसे ऐसा करते हुए दूसरे फरिश्ते ने देख लिया, लेकिन वह चुप रहा।

अगली रात वे दोनों एक गरीब किसान के घर रहने गये। किसान और उसकी पत्नी ने उनका बहुत सत्कार किया। जो कुछ घर में खाने को था, उन्हें दे दिया। सोने के लिए अपने बिस्तर दिये और खुद जमीन पर सोये। सुबह जब फरिश्ते सोकर उठे, तो उन्होंने देखा किसान और उसकी पत्नी रो रहे हैं। बाद में पता चला कि उनकी आय का एकमात्र स्रोत बकरी मर गयी है। यह देखकर दूसरे फरिश्ते ने पहले फरिश्ते से कहा, 'सेठ के पास सब कुछ था, फिर भी आपने उसके घर की मरम्मत की। और इस गरीब किसान की बकरी को मरने दिया। आपने ऐसा क्यों होने दिया?'

पहले फरिश्ते ने कहा, 'चीजें हमेशा वैसी नहीं होती, जैसी वे दिखायी देती हैं।' 'मैंने आपको तलघर का छेद बन्द करते हुए स्वयं देखा था। इसमें कैसा भ्रम।' दूसरे फरिश्ते ने कहा, 'सेठ बहुत लालची था, इसलिए मैंने उसके तलघर की दीवार का छेद बंद कर दिया। यदि उसकी नजर कभी खजाने पर पड़ जाती, तो उसका लालच बढ़ जाता। रही बात इस किसान की, तो रात को मृत्यु इसकी पत्नी को लेने आयी थी लेकिन इसके बिस्तर पर मैं सोया था। वह खाली हाथ नहीं जा सकती थी, इसलिए मैंने उसे किसान की बकरी ले जाने के लिए कहा।' यह सुनकर दूसरे फरिश्ते की समझ में आ गया कि चीजें हमेशा वैसी नहीं होती, जैसी वे दिखायी देती हैं।

शिक्षा

जीवन में जो कुछ आँखों के समक्ष दिखता है, वह हमेशा सत्य ही नहीं होता बल्कि कभी-कभी वह भी सत्य से परे होता है।

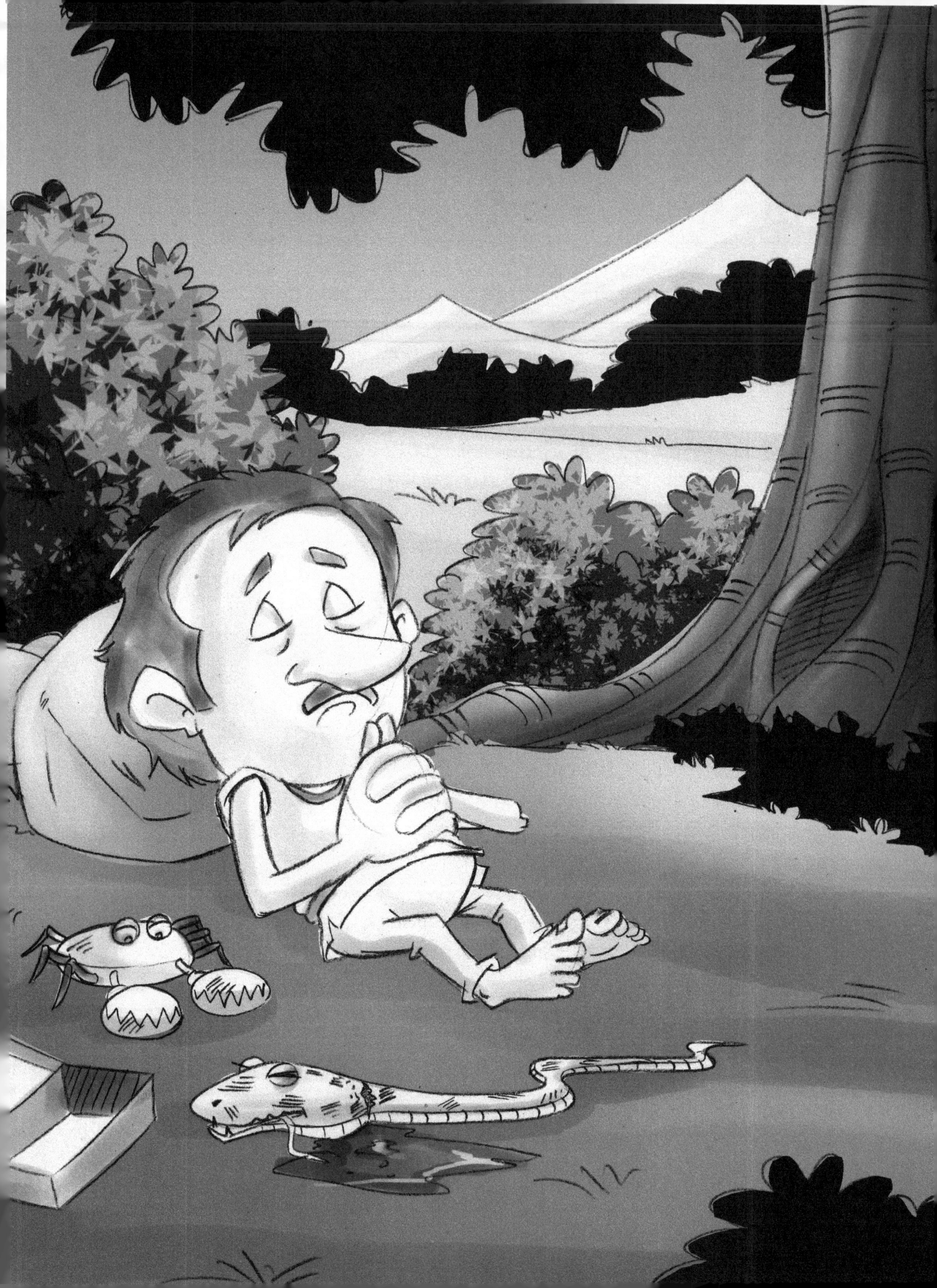

31

एक से भले दो

एक गाँव में भोला नामक व्यक्ति रहता था। एक बार उसे माँ ने किसी काम से बाहर भेजा।। उसकी माँ ने उससे कहा कि किसी को साथ ले ले, क्योंकि रास्ता जंगल का था। भोला ने कहा, 'माँ! रास्ते से ले लूँगा।' भोला के साथ चलने को कोई तैयार नहीं हुआ, तो उसने अकेले आगे बढ़ना तय किया। माँ की हिदायत रह-रह कर याद आती थी। चलते-चलते पास की एक नदी से उसने केकड़ा पकड़ कर उठा लिया और कपूर की एक खाली डिब्बी में बन्द करके उसे झोले में डाल लिया। उसने सोचा कि माँ की बात भी पूरी हुई और एक से भले दो हो गये। हालाँकि केकड़ा मेरी क्या सहायता कर सकता हैं।

वह कई कोस चलता गया। चलते-चलते थकान होने लगी। भोला एक पेड़ के नीचे आराम करने लगा। पेड़ की शीतल छाया में आँख लगते देर न लगी। उस पेड़ के कोटर में एक दुष्ट साँप भी रहता था। पथिक को सोता जान कर वह उसे डसने के लिए कोटर से बाहर निकला। जब वह भोला के करीब आया तो उसे कपूर की सुगन्ध आने लगी। वह भोला को छोड़कर झोले में रखी केकड़े वाली डिब्बी में मुँह मारने लगा। जब उसने डिब्बी को खाने के लिए झपट्टा मारा, तो डिब्बी टूट गयी, जिससे केकड़ा बाहर आ गया और डिब्बी साँप के दाँतों में अटक गयी। केकड़े ने मौका पाकर साँप को गर्दन से पकड़ कर अपने तेज नाखूनों से कस लिया। साँप वहीं ढेर हो गया। नींद खुलने पर भोला ने देखा डिबिया खुली पड़ी है और पास में ही एक साँप मरा पड़ा हैं तथा साँप के मुँह में डिबिया फँसी है और केकड़ा पास ही विचरण कर रहा हैं। समझते देर न लगी कि क्यों माँ ने कहा था कि राह में एक से भले दो होते हैं।

शिक्षा

कभी भी अकेले यात्रा नहीं करनी चाहिए। एक से अधिक होने पर मार्ग बिना बाधा के कट जाता है।

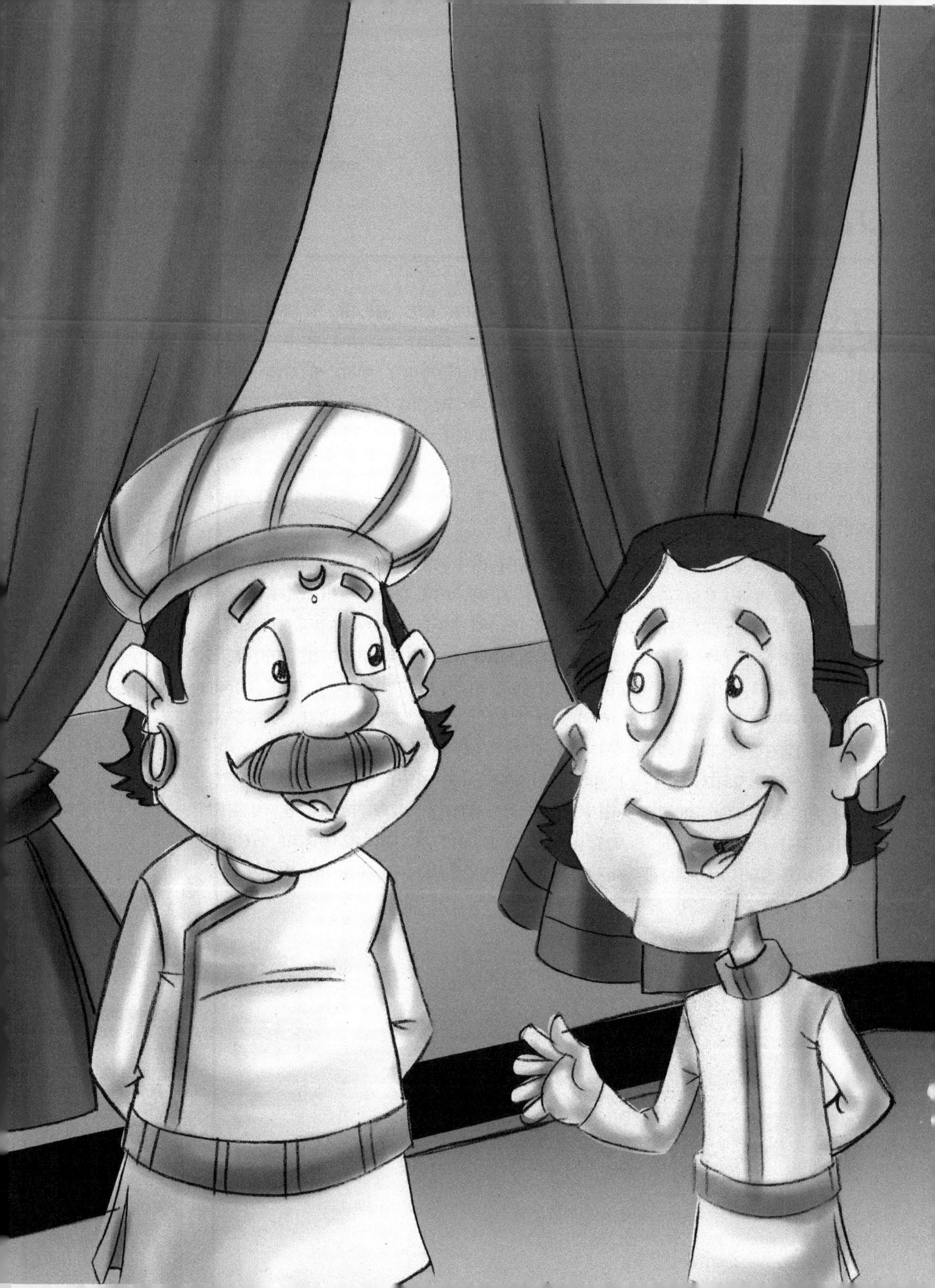

32

अधिक लालच का फल

चन्दनपुर गाँव में गिरधारी नाम का एक व्यक्ति रहता था। गिरधारी बहुत धर्मपरायण था। उसकी पत्नी भगवती अकसर अपनी गरीबी की शिकायत करती रहती लेकिन गिरधारी के मुँह से कभी भी भगवान के नाम पर कोई बुरी बात नहीं निकलती। एक दिन गिरधारी की पत्नी अपने पति को कोस रही थी कि भगवान को इतना मानते हो लेकिन वह आपकी सुनते भी हैं या नहीं? भगवती का यह कहना हुआ कि अचानक कहीं से एक श्वेत हंस आँगन में उतर आया।

गिरधारी ने जैसे ही हंस को स्नेह से सहलाया, उसका एक पंख टूट कर गिर गया। गिरे हुए पंख को देखकर भगवती की आँखें फटी की फटी रह गयी। सफेद हंस का टूटा हुआ पंख सोने के पंख में बदल गया था। गिरधारी ने मन ही मन ईश्वर का आभार प्रकट किया और वह पंख भगवती ने उठा लिया। अब हंस रोज ही आता और गिरधारी उसे प्रेमपूर्वक सहलाता और वह जाते हुए एक पंख गिरा जाता। वह पंख गिरधारी अपनी पत्नी को दे देता।

एक दिन भगवती के मन में लालच आ गया। अगले दिन जैसे ही हंस आया, भगवती ने आगे बढ़ कर हंस को दबोच लिया। गिरधारी कुछ बोल पाता, इससे पहले भगवती ने एक-एक कर हंस के सारे पंख नोंच डाले। हंस लहूलुहान हो गया। भगवती ने देखा कि एक भी पंख स्वर्णपंख में नहीं बदला था। इतने में अन्तर्धान होते हुए हंस ने कहा, 'लालची लोगों के साथ ऐसा ही होता है। पूरे के लोभ में वे आधा भी गँवा बैठते हैं।' भगवती के सामने पछताने के सिवाय कोई चारा नहीं था।

शिक्षा

अधिक लालच का फल बुरा होता है।

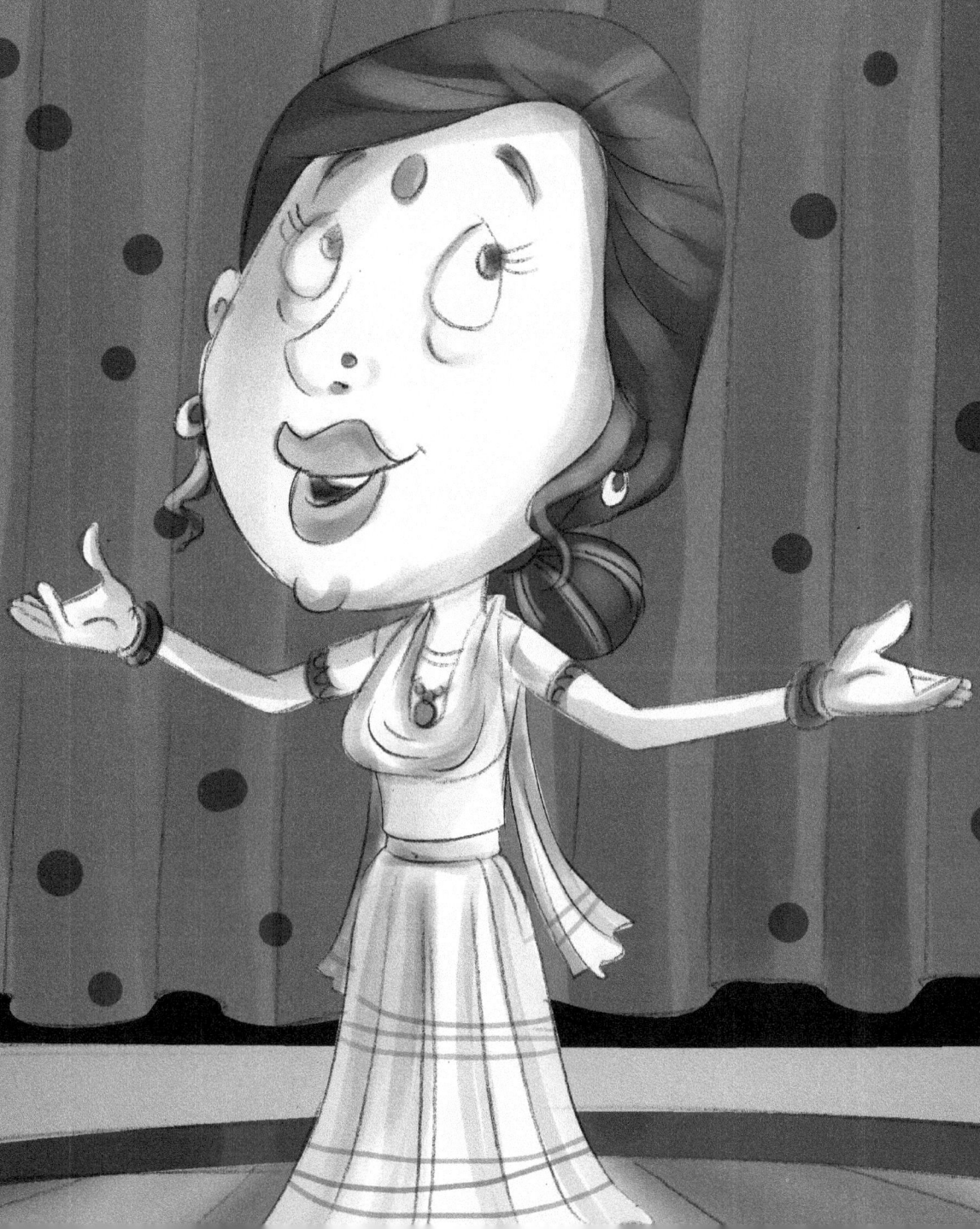

३३

दयाराम की जय

एक गाँव में चार दोस्त रहते थे। उनमें दयाराम सबसे गरीब था। एक बार चारों दोस्तों ने विचार किया कि पवित्र नदी गंगा में स्नान के लिए चला जाये। तीर्थयात्रा हेतु दयाराम के पास धन नहीं था। दोस्तों ने कहा कि, 'हमसे उधार लेलो, वापस आकर चुका देना।' सभी ने मिलकर दयाराम को पाँच सौ रुपये उधार दे दिये और अपने-अपने घरों में जाकर यात्रा की तैयारी करने लगे।

उधर, दयाराम घर लौट रहा था तो उसने देखा कि एक व्यक्ति मृत गधे को घसीटते हुए ले जा रहा था। दयाराम से देखा नहीं गया तो उसने कहा, 'मरने के बाद भी गधे की मिट्टी की क्यों किरकिरी कर रहे हो भाई! इसकी अन्त्येष्टि क्यों नहीं करते।' उसने कहा, 'मेरे बच्चे घर पर भूखे हैं, कोई इस मरे गधे को खरीद ले तो मेरे बच्चों की भूख मिटे।' दयाराम ने अपनी अण्टी के सारे पैसे उस जरूरतमन्द को देते हुए कहा कि, 'क्रियाकर्म के बाद जो पैसा बचे, उसे अपने काम में ले लेना भाई!'

जब बाकी के तीनों दोस्त दयाराम के घर पहुँचे तो दयाराम ने गंगा जी जाने से इनकार कर दिया। दोस्तों ने समझा कि धन मिलने के बाद इसका मन बदल गया है। सभी ने उसे धिक्कारा और गंगाजी की राह ली। सारे रास्ते वे दयाराम को भला-बुरा कहते चले। जब गंगा जी पहुँचे तो उन्होंने सुना वहाँ 'दयाराम की जय' का उद्घोष हो रहा था। उन्हें बड़ी हैरानी हुई कि दयाराम तो यहाँ आया ही नहीं, फिर उसकी जय क्यों सुनने को मिल रही है?

एक आदमी को रोक कर उन्होंने पूछा कि, 'भाई! यह दयाराम कौन है और उसकी जय क्यों बोली जा रही है?' उसने कहा, 'दयाराम कौन है, यह तो हमें भी पता नहीं लेकिन वह बड़ा दयात्मा हैं, उसने ऐसा कोई पुण्य का काम किया है, जिसकी गूँज यहाँ तक पहुँची है। इसलिए उसकी जय बोली जा रही है। जिसकी भी जय बोली जा रही है, उसको गंगा-स्नान का लाभ घर बैठे मिल रहा हैं।' मित्रों को अपनी भूल समझ में आ गयी। मित्र की महानता को मन ही मन प्रणाम करते हुए उन्होंने गंगा-स्नान किया। सो सच हैं, मन चंगा तो कठौती में गंगा।

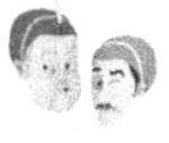

शिक्षा

जीवों के प्रति दया और सच्चा प्रेम से बढ़कर कोई भी तीर्थ-व्रत, स्नान नहीं।

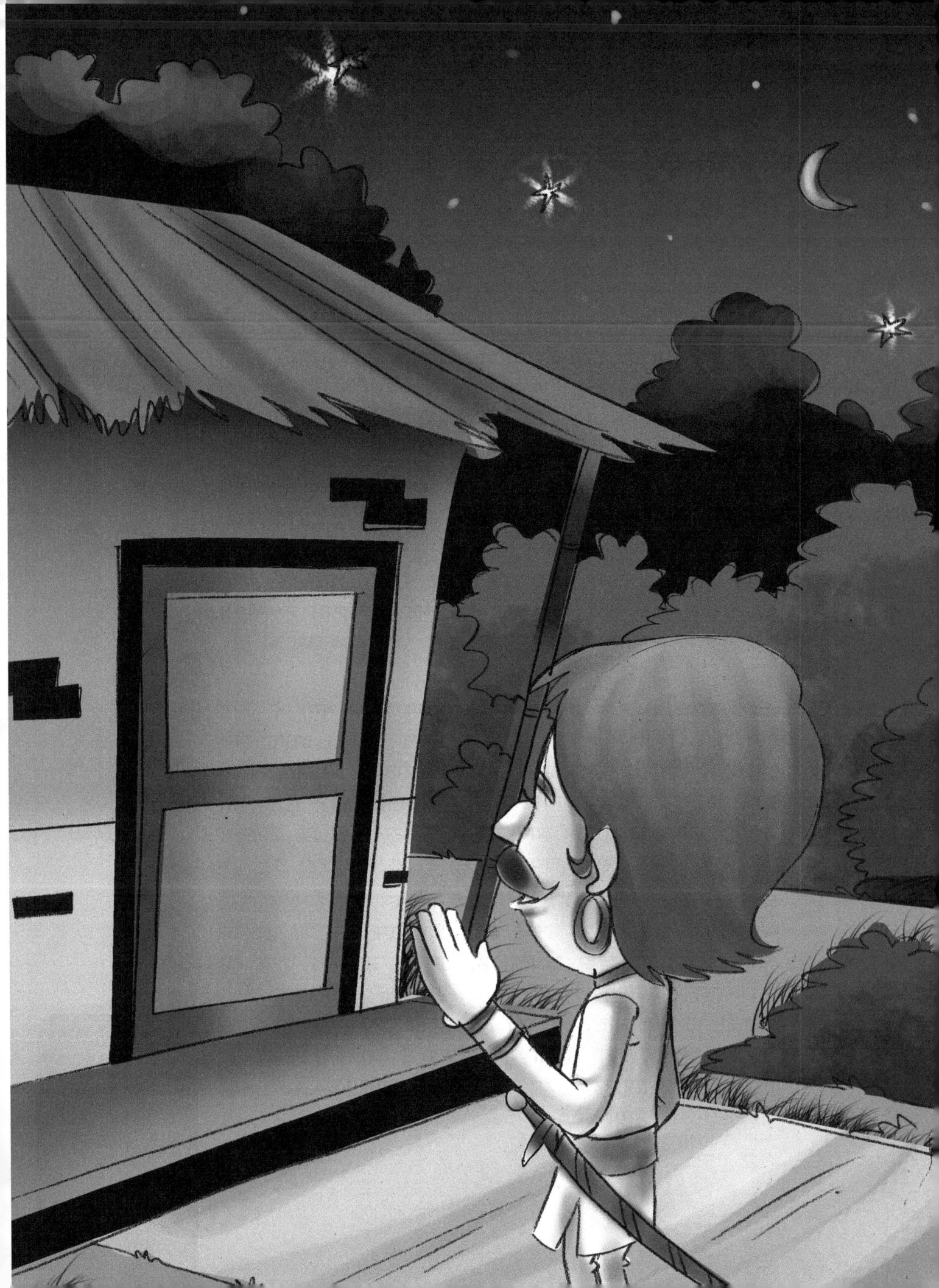

३५

ड्रैगन का जन्म

बहुत साल पहले पहले चीन में एक लड़का रहता था। उसका नाम 'ची-यू' था। वह अपनी माँ के साथ गाँव के एक छोटे से घर में रहता था। उसके गाँव में हर तरफ हरी-हरी घास और पहाड़ियाँ थीं। बारिश के बाद खेत हरे-भरे बड़े सुन्दर दिखायी देते थे। जैसे ही सुबह सूरज निकलता ची यू अपने खेत की ओर दौड़ता। वह घास को काटता और सीधा 'हून-सी' नाम के एक किसान के पास पहुँचता। उस किसान को अपनी गायों के लिए ताजा घास की जरूरत होती थी। घास के बदले वह 'ची-यू' को चावल का एक जार देता था।

एक दिन जब 'ची-यू' घास काट रहा था। उसकी नजर एक चमकती चीज पर पड़ी। वह एक सुनहरा मोती था। उसने मोती उठाया और घर जाकर चावल के जार में रख दिया। फिर एक चमत्कार हुआ। चावल का जार जब खाली हुआ तो वह फिर चावलों से भर गया। जब भी 'ची-यू' जार में से चावल निकालता वह दोबारा भर जाता। -'ची-यू' को पता था कि ऐसा उस जादुई मोती के कारण हो रहा है। 'ची-यू' उस भरे हुए जार का चावल सभी गाँव वालों के साथ बाँट लेता था। गाँव वाले भी उसके शुक्रगुजार थे। लेकिन किसान 'हून-सी' खुश नहीं था। वह जादुई मोती अपने लिए भी चाहता था। उसने 'ची-यू' से कहा, 'मेरी सारी दौलत, घर, खेत सब ले लो लेकिन मुझे वह मोती दे दो।' 'ची-यू' बोला, 'नहीं! मैं वह मोती नहीं दे सकता। वह तो पूरे गाँव वालों के हित के लिए है।'

एक रात मौका देखकर 'हून-सी' चुपके से ची-यू के घर मोती चुराने के लिए घुस आया। वह जार लेकर भागने ही वाला था कि 'ची-यू' उठ गया। वह जार की ओर भागा। लेकिन 'हून-सी' जार का मोती निकालकर निगल गया। बस यहीं उससे भूल हो गयी। मोती 'हून-सी' के पेट में जाकर जलने लगा। प्यास लगी कि वह घर में रखा सारा पानी पी गया। प्यास फिर भी नहीं बुझी, तो वह गाँव के पास तालाब, नदी, सभी का पानी पी गया। इसके बाद भी वह गरमी से तड़पने लगा। उसके बाद मुँह से आग की लपटें निकलने लगीं। अब वह ऐसे जानवर में बदल गया था जो आग उगलता था। 'हून-सी- को उसकी भूल का फल मिल चुका था। वह गाँव से चला गया, पहाड़ियों के पार कभी न लौटने के लिए। लोग कहते हैं, इस तरह से ड्रैगन का जन्म हुआ।

शिक्षा

दूसरों की वस्तु चुराकर जबरन अपना लेना बहुत बड़ा अपराध है, उसकी सजा भयंकर है।

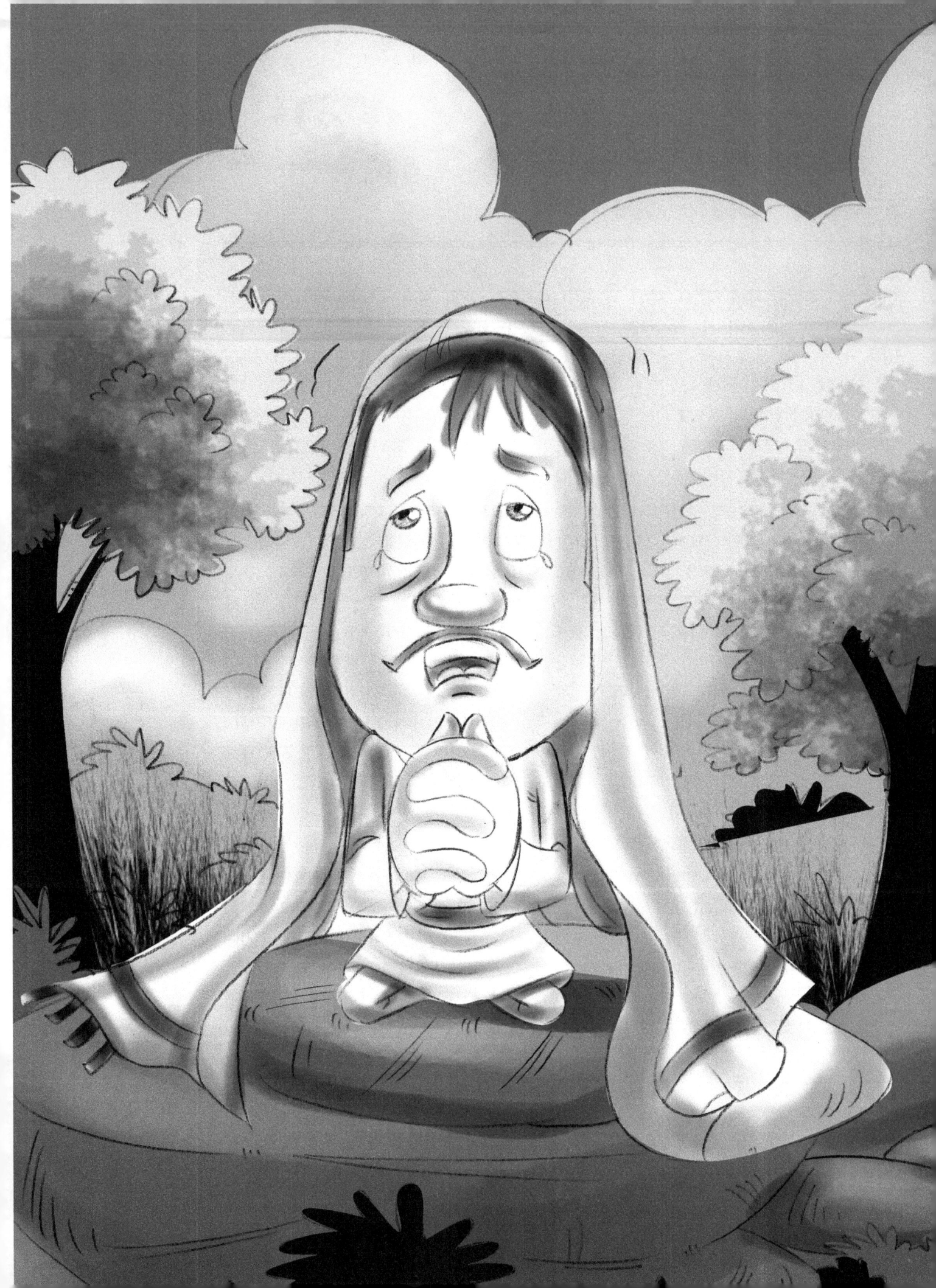

३५

अभिमान

किसी नगर में सुशीला नाम की एक निर्धन स्त्री रहती थी। उसका एक बेटा था। उसने अपने बेटे को अच्छी तरह से पढ़ाया-लिखाया और योग्य बनाया। वह बड़ा अधिकारी बन गया। ऊँचे पद पर बैठकर बेटे को बड़ा अभिमान हो गया। अपने-सामने वह किसी को कुछ नहीं समझता था। जो भी उसके पास आता, उसे वह नीचा दिखाने का प्रयत्न करता। सुशीला को जब यह मालूम हुआ, तो उसे बड़ा दुःख हुआ। एक दिन उसने अपने बेटे को प्रेमपूर्वक समझाया, 'बेटा! सबसे बड़ा वह होता है, जो अपने को सबसे छोटा मानता है। आदमी को कभी अभिमान नहीं करना चाहिए। आदमी का सबसे बड़ा गुण विनम्रता है।'

लेकिन बेटे ने उसकी बात नहीं सुनी। उसे तो अपने पद का नशा था। दिन फिरते देर नहीं लगती। एक दिन बेटा कहीं जा रहा था कि दुर्घटना में उसके पैर में काफी चोट आयी। अच्छे से अच्छे डॉक्टर ने उसका इलाज किया, लेकिन पैर ठीक नहीं हुआ और अन्त में पैर काट देना पड़ा। कुछ समय बाद उसकी नौकरी भी चली गयी। लड़का बड़ा परेशान हुआ। उसका सारा अभिमान चूर-चूर हो गया। उसने अनुभव किया कि इस शरीर का कोई भरोसा नहीं है कि कब क्या हो जाये। यही बात पद और धन-दौलत आदि सबके साथ है। जो अभिमान करता है, वह नीचे गिरता है। आदमी में स्वाभिमान होना चाहिए, अभिमान नहीं।

शिक्षा

अभिमान पतन का द्वार है, अत: किसी बात का अभिमान मत करो।

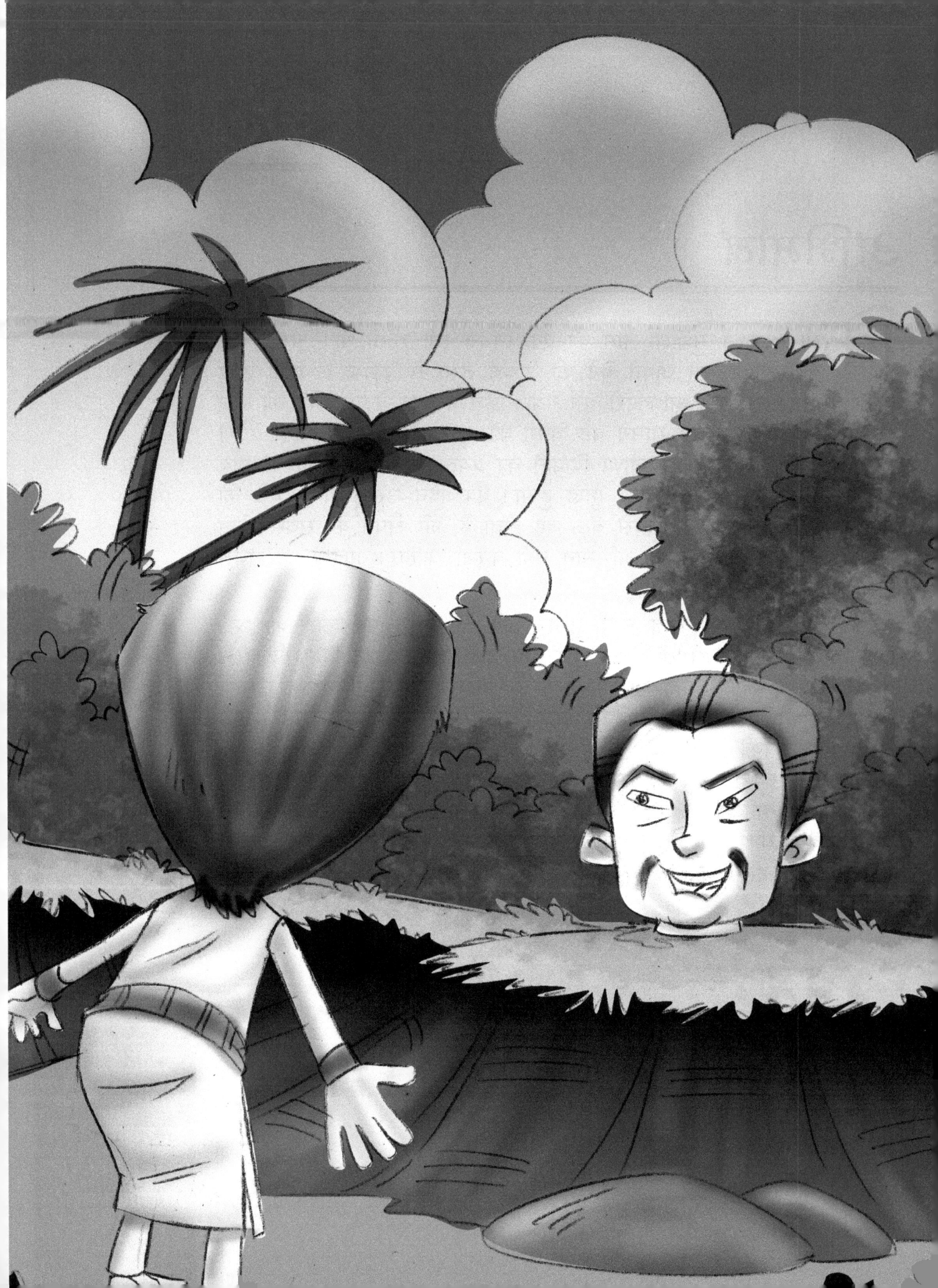

36

नारियल के पेड़ का रहस्य

म्याँमार में नारियल के पेड़ को 'गॉन-बिन' कहा जाता है। इसका अर्थ होता है-'शरारत करने वालों का पेड़'। इसके पीछे एक कहानी है। सदियों पहले एक बार एक बेड़ा तीन लोगों को लेकर बर्मा के तट पर पहुँचा। उसमें सवार तीनों लोगों को राजा के पास ले जाया गया। तीनों में से एक व्यक्ति चोर, दूसरा व्यक्ति जादू-टोना करके लोगों को डराता, तीसरा षड्यन्त्र रचकर लोगों को हानि पहुँचाता था।

उन तीनों की कहानी सुनने के बाद राजा ने अपने मन्त्री को चोर और जादू-टोना करने वाले व्यक्ति को एक हजार चाँदी के सिक्के देने का आदेश दिया और उन्हें बर्मा में बसने की इजाजत दे दी। लेकिन षड्यन्त्र रचने वाले को राजा ने फौरन फाँसी देने की सजा सुनायी।

षड्यन्त्र रचने वाले व्यक्ति को समुद्र तट पर फाँसी लगा दी गयी। अगले दिन जब राजा का एक अधिकारी वहाँ से गुजरा, तो वह आश्चर्यचकित रह गया। षड्यन्त्र रचने वाले व्यक्ति का सर अपना मुँह खोलकर जोर से चिल्लाया, 'अपने राजा से कहना कि मेरे पास आकर मेरे सामने अपना सर झुकाये वरना मैं उसका सर फोड़ दूँगा।' अधिकारी डरकर राजा के पास पहुँचा और सारी बात बतायी। राजा को इस बात पर यकीन नहीं हुआ।

जब वे दोनों उस जगह पहुँचे तो उस व्यक्ति का सर चुप रहा दूसरे अधिकारी ने राजा को वही बताया जो उसने देखा। गुस्से में राजा ने पहले अधिकारी को फाँसी दिलवा दी। फाँसी देते समय सभी लोगों के सामने षड्यन्त्र रचने वाले व्यक्ति का सर जोर-जोर से हँसने लगा और बोला, 'हा...हा...हाँ मैं अब भी षड्यन्त्र रच सकता हूँ जबकि मैं मर चुका हूँ।' राजा ने सोचा कि आगे भी उस व्यक्ति का सर परेशानी खड़ी कर सकता है, इसलिए उस सर को गहरे गड्ढे में गाड़ने का हुक्म दिया। अगले दिन वहाँ एक पेड़ उग आया। यह नारियल का पेड़ था जिसे बर्मा के लोग 'षड्यन्त्र रचने वाला पेड़' कहकर बुलाते हैं।

शिक्षा

षड्यन्त्र रचने वाले का अपराध क्षमा योग्य नहीं होता।

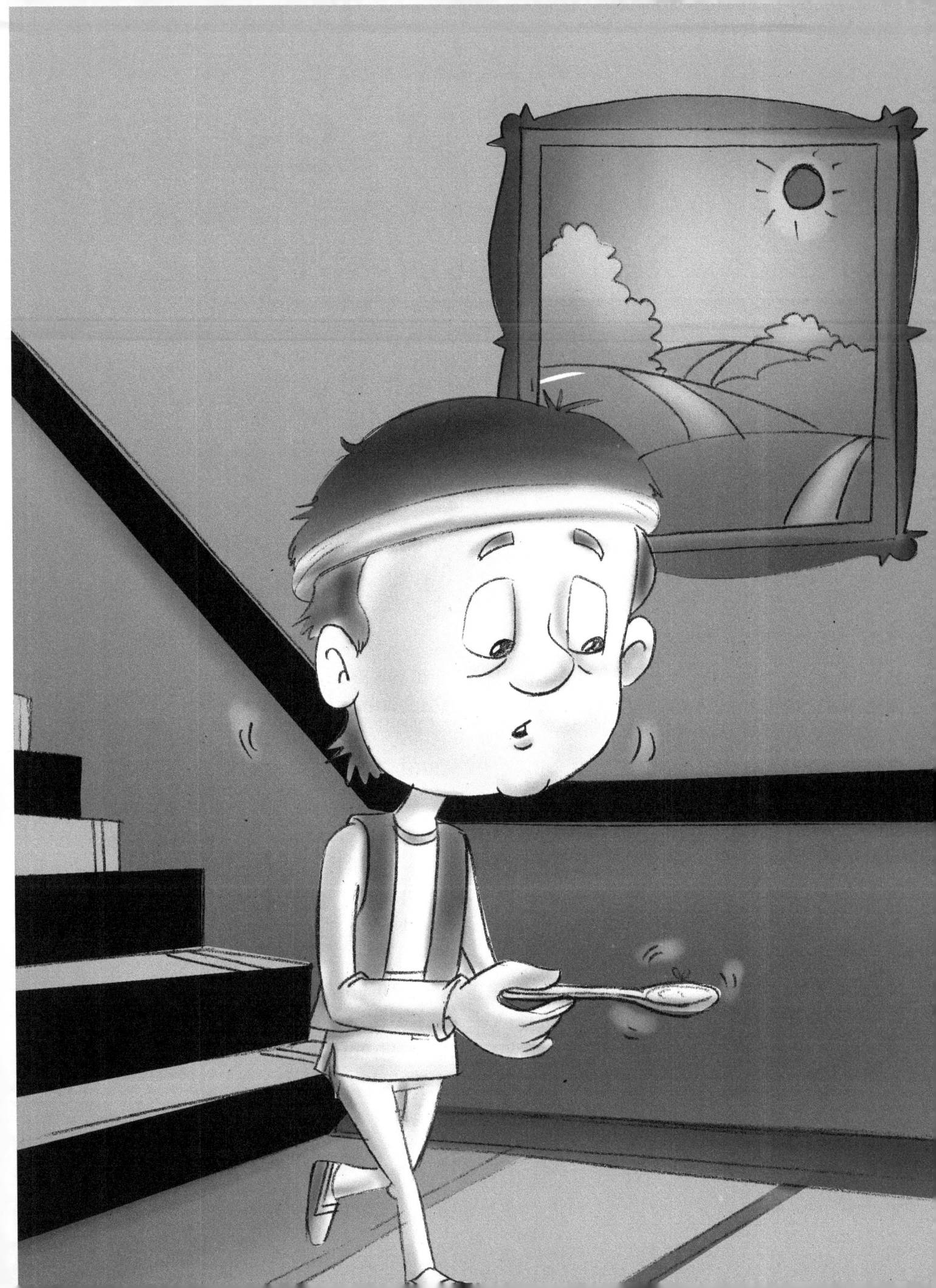

37

खुशी का राज

एक दिन शम्भु दुकानदार के बेटे मुरली ने पिता से पूछा, 'पिताजी! खुश रहने का राज क्या है?' शम्भु ने अपने बेटे से कहा, 'बेटा, यहाँ से कई मील दूर पहाड़ी पर एक महल है, उसमें एक व्यक्ति रहता है। वही तुम्हें इस बात का सही जवाब दे सकता है।' कई दिनों तक पैदल चलने के बाद मुरली को वह महल दिखायी दे गया। जब वह उस महल में पहुँचा, तो देखा काफी लोग एक आकर्षक और रौबीले व्यक्ति को घेरकर खड़े हैं और अपनी समस्याओं का हल पूछ रहे हैं। वे उसे राजा साहब कहकर सम्बोधित कर रहे थे। मुरली को उससे मिलने के लिए लगभग दो घण्टे इन्तजार करना पड़ा। राजा साहब ने मुरली के आने का कारण गौर से सुना और बोला, 'इसका जवाब देने के लिए अभी मेरे पास समय नहीं है। तुम दो घण्टे बाद आना। तब तक तुम मेरे महल में घूम सकते हो।' जब मुरली जाने लगा, तो राजा साहब ने उसके हाथ में एक चम्मच पकड़ा दिया, जिसमें दो बूँद तेल था। राजा साहब ने कहा, 'ध्यान रखना घूमते समय चम्मच का तेल गिरने न पाये।'

मुरली कई सीढ़ियाँ चढ़ा और उतरा लेकिन उसने अपनी नजरें चम्मच से नहीं हटायी। दो घण्टे बाद वह राजा साहब के पास लौट आया। मुरली को देखते ही राजा साहब ने पूछा, 'तुमने मेरे कक्ष में टँगी सुन्दर तस्वीर देखी? मेरा विशाल बगीचा देखा? पुस्तकालय में रखी पुस्तकें देखीं?' मुरली बहुत शर्मिन्दा था। उसने राजा साहब को बताया कि उसका सारा ध्यान तो चम्मच के तेल पर था इसलिए वह ये सब चीजें नहीं देख पाया। राजा साहब ने कहा, 'तो फिर जाओ और मेरे महल की सभी सुन्दर चीजों को ध्यान से देखो।' मुरली ने इस बार महल की सभी वस्तुओं को ध्यान से देखा और उनका भरपूर आनन्द उठाया। वापस आकर उसने जो भी देखा था, उसका विवरण राजा साहब को बताया। सब कुछ सुनने के बाद उन्होंने मुरली से पूछा, 'वह तेल की बूँदें कहाँ हैं, जो तुम्हें मैंने दी थी?' मुरली ने चम्मच की ओर देखा, उसमें तेल नहीं था। राजा साहब ने कहा, 'खुश रहने का राज यही है कि दुनिया की सभी सुन्दर वस्तुओं का आनन्द लो लेकिन चम्मच के तेल को भी न भूलो।'

खुश रहने का राज है, जीवन के आनन्द को भरपूर भोगना, किन्तु ईश्वर पर ध्यान लगे रहना चाहिए।

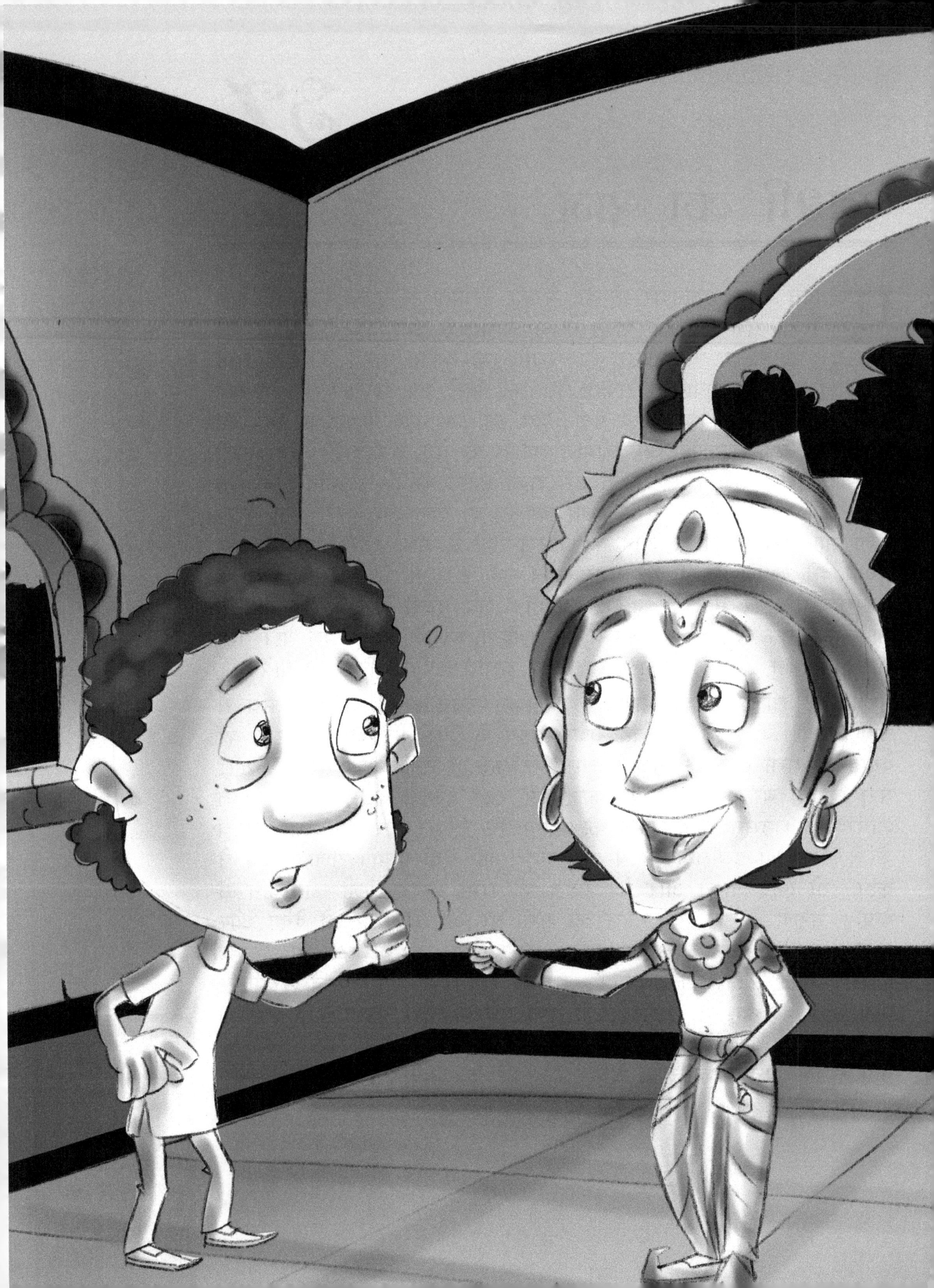

38

पश्चाताप

सुबह का समय था। बुद्धिप्रकाश अपने माता-पिता के साथ बाहर बरामदे में बैठा चाय पी रहा था। अचानक बरामदे में एक कौआ आकर बैठा। कौए को देखकर पिता ने बेटे से पूछा, 'यह क्या है?' बुद्धिप्रकाश ने नरमी से कहा, 'यह कौआ है पिताजी!' कुछ साल बाद पिता ने फिर पूछा, 'यह क्या है?' बद्धिप्रकाश ने जवाब दिया, 'यह कौआ है।' फिर थोड़ी देर बाद पिता ने वही सवाल किया। बुद्धिप्रकाश ने अब ऊँची आवाज में कहा, 'कितनी बार बताऊँ यह कौआ है, कौआ है। कौआ है। अब मत पूछियेगा।'

लेकिन पिता को भूलने की बीमारी थी। उन्होंने चौथी बार फिर कौए की तरफ इशारा करते हुए बुद्धिप्रकाश से पूछा, 'बेटा! यह क्या है?' अब तो बुद्धिप्रकाश के सब्र का बाँध टूट चुका था। वह झुझँला उठा। उसने चिल्लाते हुए कहा, 'हद हो गयी पिताजी! एक ही सवाल कितनी बार पूछोगे? मैं तो जवाब देता-देता थक गया हूँ, लेकिन आप पूछते-पूछते नहीं थके।' बुद्धि प्रकाश की माँ पास ही बैठी उसकी बातें सुन रही थी। उसने बुद्धिप्रकाश से कहा- 'जब तू बहुत छोटा था, तब तू भी अपने पिताजी से इसी तरह एक ही सवाल कई बार किया करता था। लेकिन उन्होंने कभी गुस्से में जवाब नहीं दिया। जिस तरह आज ये कौए के बारे में बार-बार पूछ रहे हैं, इसी तरह एक बार तूने चिड़िया के बारे में पूछा था। वो भी एक या दो बार नहीं पूरे बीस-पच्चीस बार। लेकिन मुझे याद नहीं आता कि तेरे पिताजी ने एक बार भी गुस्से में जवाब दिया हो। उन्होंने हर बार तुझे पुचकारते हुए बताया कि बेटा, यह चिड़िया है। और आज जबकि इनकी भूलने की आदत है, तू चार बार में ही झल्ला रहा है।' अपनी माँ की बातें सुनकर बुद्धिप्रकाश की आँखें शर्म से झुक गयीं। उसने पिताजी से अपने कहे की माफी माँग ली।

शिक्षा

बड़ों की बात और सवाल पर झुँझलाना नहीं चाहिए।

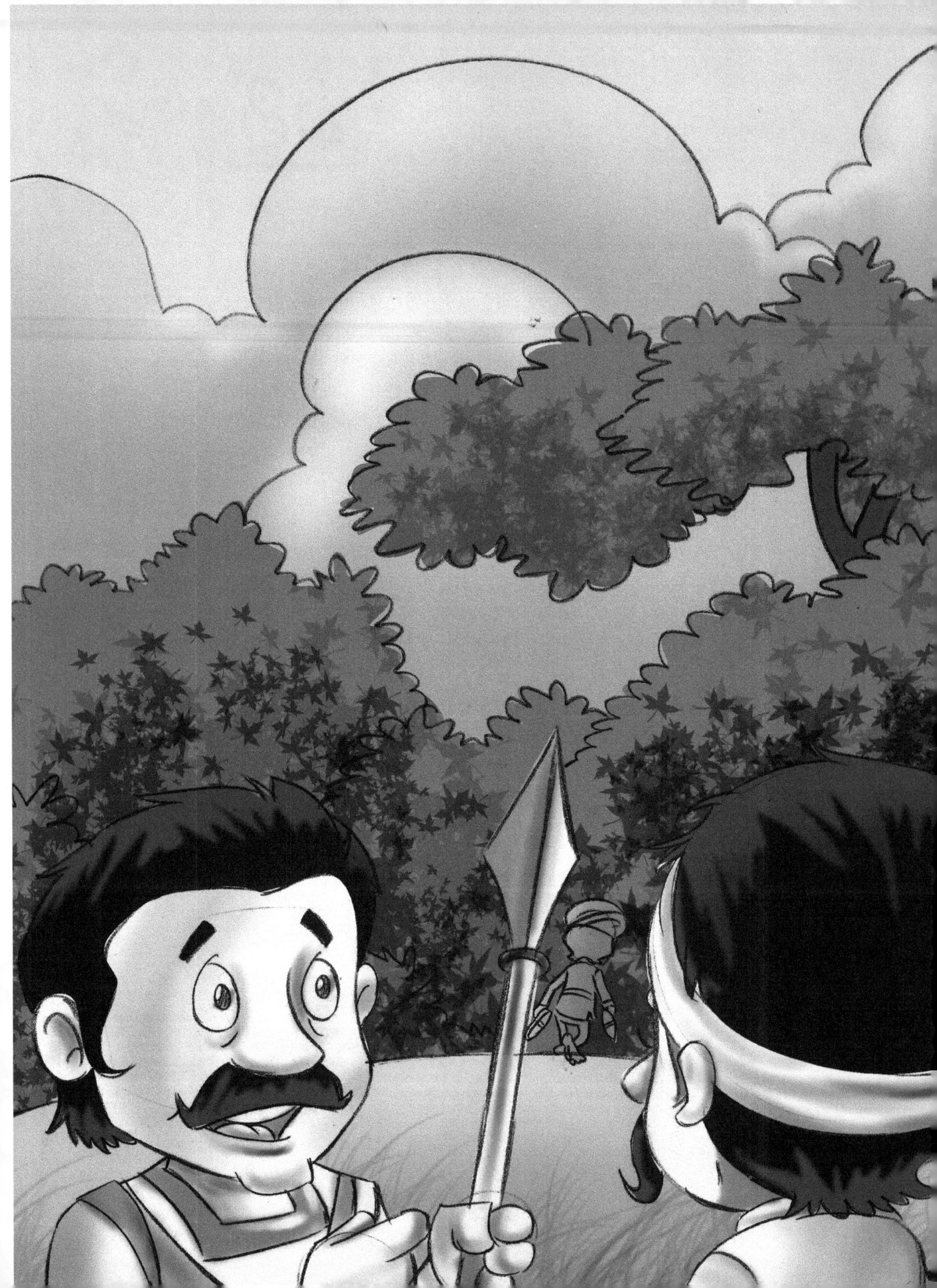

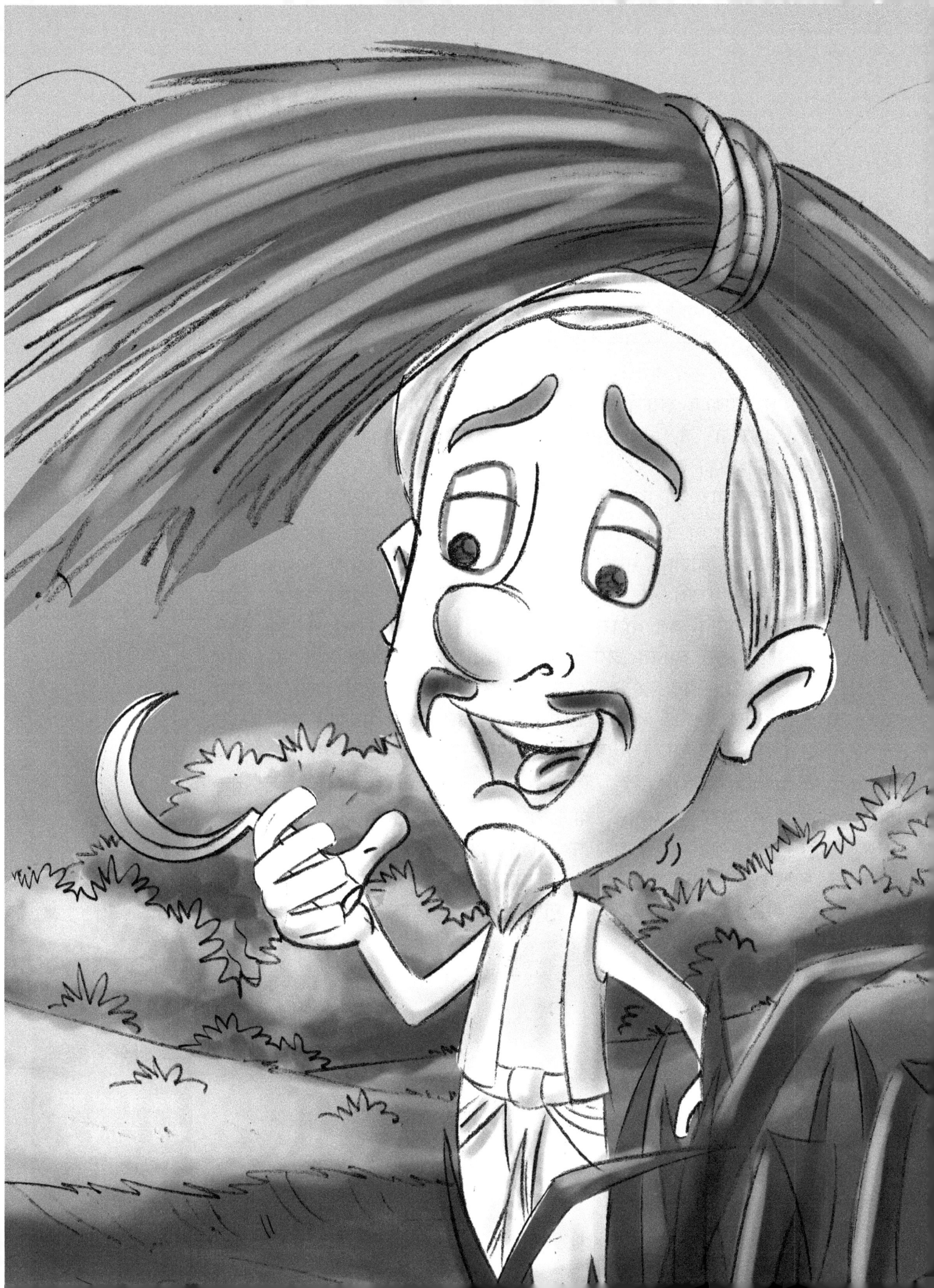

39

भगवान और देगा

राजा का एक सिपाही चोर का पीछा करते हुए तेजी से घोड़ा भगाता हुआ चला जा रहा था। घोड़े पर एड़ लगाते-लगाते हुए उसकी जूती नीचे गिर गयी। गिरी हुई जूती की परवाह किये बिना वह घोड़ा भगाता सरपट निकल गया। किसी ने आवाज लगायी, 'अरे भाई! तुम्हारी जूती नीचे गिर गयी है, लेते जाओ।' घुड़सवार ने घोड़ा भगाते हुए ही चिल्लाते हुए कहा, 'भगवान और देगा।' भागते हुए घोड़ा झाड़ियों-झंखाड़ को फलाँग गया और एक पेड़ की झुकी हुई शाख से घुड़सवार की पगड़ी उलझकर उसी में अटक गयी।

फिर किसी ने यह दृश्य देखा, तो चिल्लाकर कहा, 'सुनो भाई! तुम्हारी पगड़ी गयी!' सिपाही फिर बोला, 'भगवान फिर देगा।' यह बात आगे भागता चोर भी सुन रहा था। देखते ही देखते सिपाही ने चोर को दबोच लिया। चोर को पकड़ कर सिपाही जब वापस लौट रहा था, तो उसे रास्ते में एक दृश्य देखने को मिला। एक व्यक्ति अपनी जूतियाँ हाथ में लिये जा रहा था। चोर ने सिपाही से कहा, 'यह व्यक्ति अपनी जूतियाँ हाथ में लिये चला जा रहा है? इसे डर है कि इसकी जूतियाँ घिसकर फट गयी, तो भगवान इसे दूसरी नहीं देगा। फिर तुमने ही ऐसा क्यों कहा कि 'भगवान और देगा।'

सिपाही ने मुस्कराते हुए कहा, 'दोनों में बड़ा फर्क है। यह स्वार्थ के पथ पर चल रहा है और मैं अपनी चीजें गँवाते समय कर्तव्य के पथ पर था। मैं भगवान-भरोसे कर्तव्य के पथ पर चलता हूँ, यह आप-भरोसे स्वार्थ के पथ पर चलता है।' चोर को दो बातें समझ में आ गयी, कर्तव्य की राह में मोह अपने-आप छूट जाता है और जीवनोपयोगी वस्तुएँ कर्तव्य निर्वहन में साधन होती हैं, साध्य नहीं।

शिक्षा

कर्तव्य पथ पर चलने वाले को सांसारिक पदार्थों का मोह नहीं होता।

10

शेखचिल्ली का इलाज

शेखचिल्ली रोज जंगल में घास खोदने जाया करता था। एक दिन जब वह घास खोदकर घर लौटा, तो अचानक उसे ध्यान आया कि उसका खुरपा जंगल में ही रह गया है। वह खुरपा लेने तुरन्त जंगल की ओर चल दिया। तेज धूप के कारण खुरपा बहुत गरम हो चुका था। जैसे ही शेखचिल्ली ने उसे हाथ लगाया वह बुरी तरह तप रहा था। उसे लेकर हकीम के पास गया और बोला, 'हकीम साहब! मेरे खुरपे को बुखार हो गया है। जरा दवाई दे दीजिए।' हकीम ने सोचा शेखचिल्ली उससे शरारत कर रहा है। उसने खुरपे को हाथ लगाकर कहा, 'हाँ, तुम्हारे खुरपे को बुखार हो गया है। इसे रस्सी से बाँधकर कुएँ में लटका दो, सारा बुखार उतर जायेगा।' शेखचिल्ली ने वैसा ही किया। पानी में जाने के कारण खुरपा ठण्डा हो गया।

एक दिन शेखचिल्ली के पड़ोस में रहने वाली बुढ़िया को तेज बुखार हो गया। जब उसके घरवाले उसे हकीम के पास ले जाने लगे, तो शेखचिल्ली ने कहा, 'तुम इन्हें हकीम साहब के पास क्यों ले जा रहे हो? वे जो इलाज वहाँ बतायेंगे, मैं यहीं बता देता हूँ। इन्हें किसी कुएँ या तालाब में डुबकी लगवाओ, बुखार उतर जायेगा। लोगों ने शेखचिल्ली की बात मानकर बुढ़िया को तालाब में कई गोते लगवाए। थोड़ी देर बाद जब उन्होंने बुढ़िया को हाथ लगाकर देखा, तो उसके प्राण-पखेरू उड़ चुके थे। बुढ़िया के घरवालों को गुस्सा आ गया और वे शेखचिल्ली पर चिल्लाने लगे। उनको चिल्लाता देख शेखचिल्ली ने कहा, जो कहना है हकीम साहब से कहो। यह उनका ही नुस्खा था।'

गुस्से में भुनभुनाते लोग हकीम के पास पहुँचे और सारा किस्सा कह सुनाया। उनकी बात सुनकर हकीम ने अपना माथा पीटा और बोला, 'मैंने यह इलाज शेखचिल्ली के तपते हुए खुरपे को ठण्डा करने के लिए बताया था। लेकिन वह बुढ़िया इनसान थी। उसे इलाज के लिए मेरे पास लाना चाहिए था।' शेखचिल्ली को इस हरकत के लिए लोगों का गुस्सा और घरवालों की डाँट

शिक्षा

अधकचरा ज्ञान हमेशा नुकसानदेह और अपमानजनक होता है।

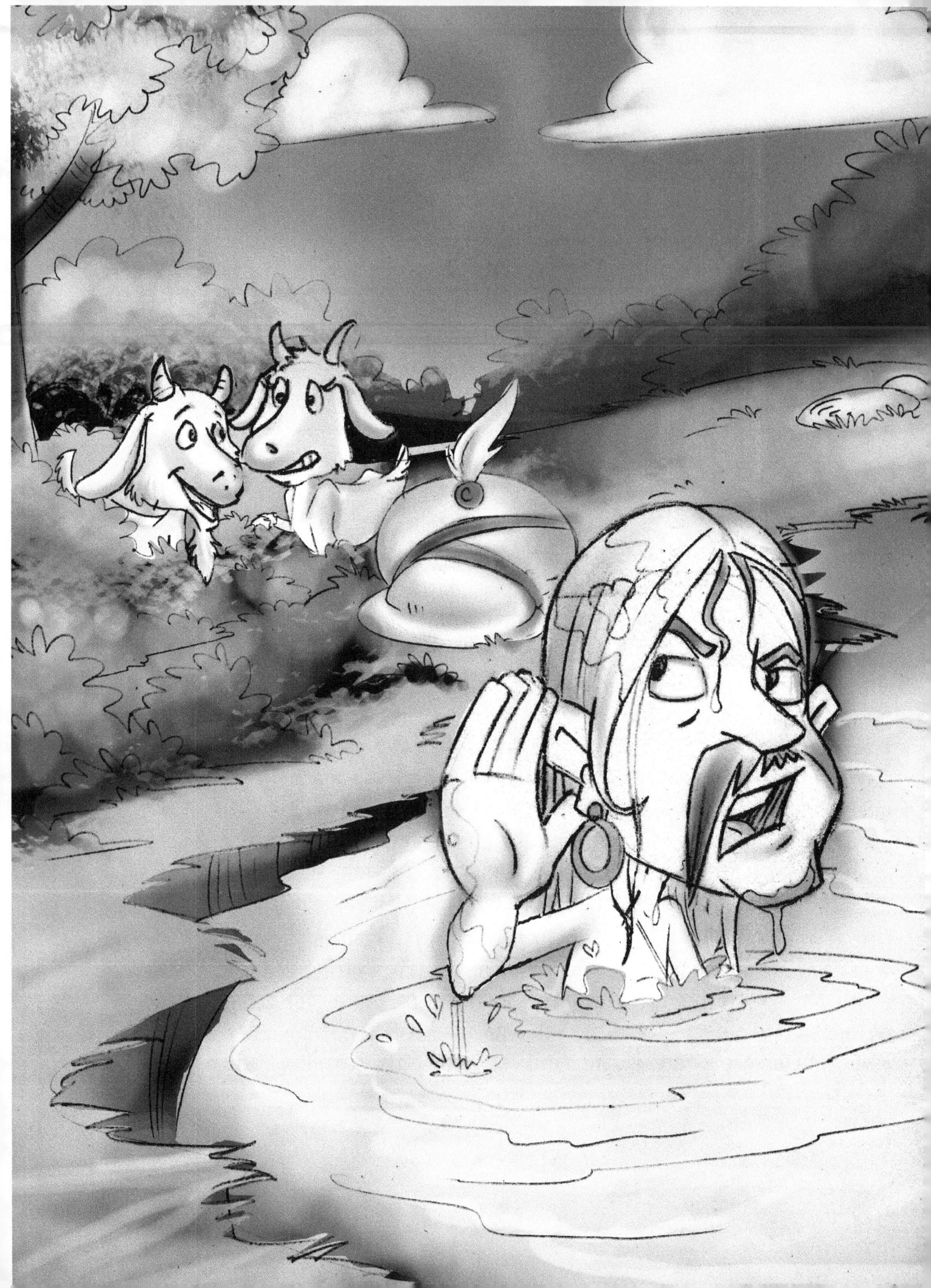

११

मुसीबत से बचा राजा

विजयपुर का राजा कंकेर भगवान शिव का भक्त था। उसकी बारह वर्ष की तपस्या से प्रसन्न होकर शिव ने उसे एक वर माँगने को कहा राजा ने कहा, 'मैं सब जीव-जन्तुओं की भाषा समझना चाहता हूँ।' भगवान शिव ने कहा, 'वह तो ठीक है। लेकिन मेरी एक शर्त है। अगर तुमने यह बात किसी दूसरे व्यक्ति को बतायी, तो तुम पत्थर के बन जाओगे।' भगवान शिव उसे तथास्तु कहकर अन्तर्धान हो गये।

एक दिन राजा भोजन कर रहा था। रानी सुमित्रा भी उसके पास बैठी पंखा झल रही थी। तभी वहाँ एक चींटी और मक्खी आ गये। दोनों में खाने को लेकर बहस हो रही थी। चींटी बोली, 'रुक जा मक्खी। तू गन्दी जगहों पर ही बैठती है। इस भोजन पर बैठकर इसे गन्दा मत कर।' मक्खी ने कहा, 'तू कौन-सी दूध की धुली है। उन दोनों की बातें सुनकर राजा जोर से हँस पड़ा। उसे यूँ हँसता देख रानी को अपमान महसूस हुआ। उसने राजा से पूछा, 'क्या मेरे बनाये भोजन में कोई कमी है, जिस पर आप हँस रहे हैं?'

राजा ने सोचा इसे सच्चाई बताने के बाद मैं पत्थर बन जाऊँगा। तो क्यों ना गंगा के किनारे सारी बात बताऊँ ताकि वहीं पर पत्थर बनकर मेरा जीवन सफल हो जायें। रानी को साथ लेकर वह गंगा-स्नान को निकल पड़ा।

कुछ दूर जाकर राजा ने एक नदी के किनारे रथ रुकवा लिया। वहीं किनारे पर एक बकरा और बकरी खड़े थे। राजा उनकी बातें सुनने लगा। बकरी, बकरे से कह रही थी, 'मुझे हरी घास खाने का मन हो रहा है। क्या तुम नदी के उस पार से मेरे लिए घास ला सकते हो?' बकरे ने कहा, 'मैं राजा कंकेर नहीं हूँ, जो अपनी पत्नी के हठ के आगे जान देने पर तुल जाऊँ। मैं राजा की जगह होता, तो पाँच कोड़े रानी को लगाता, उसकी सारी जिद खत्म हो जाती।'

राजा को बकरे की बात सही लगी। उसकी बात सुनकर राजा ने महल की ओर रथ घुमा दिया। महल पहुँचकर उसने रानी को कोड़े लगाने शुरू किये। रानी रोने और चिल्लाने लगी। उसने कहा, 'बस कीजिए महाराज! मैं आज के बाद किसी बात की जिद नहीं करूँगी। आप जैसा चाहेंगे वैसा ही होगा।' जीव-जन्तुओं की जिस बोली के कारण राजा मुसीबत में फँसा था, उसी प्रकार जीव-जन्तुओं की बोली के कारण वह पत्थर बनने से बच गया।

शिक्षा

किसी भी ज्ञान को नासमझ और जिद्दी व्यक्ति के सामने नहीं प्रकट करना चाहिए अन्यथा हानि की आशंका होती है।

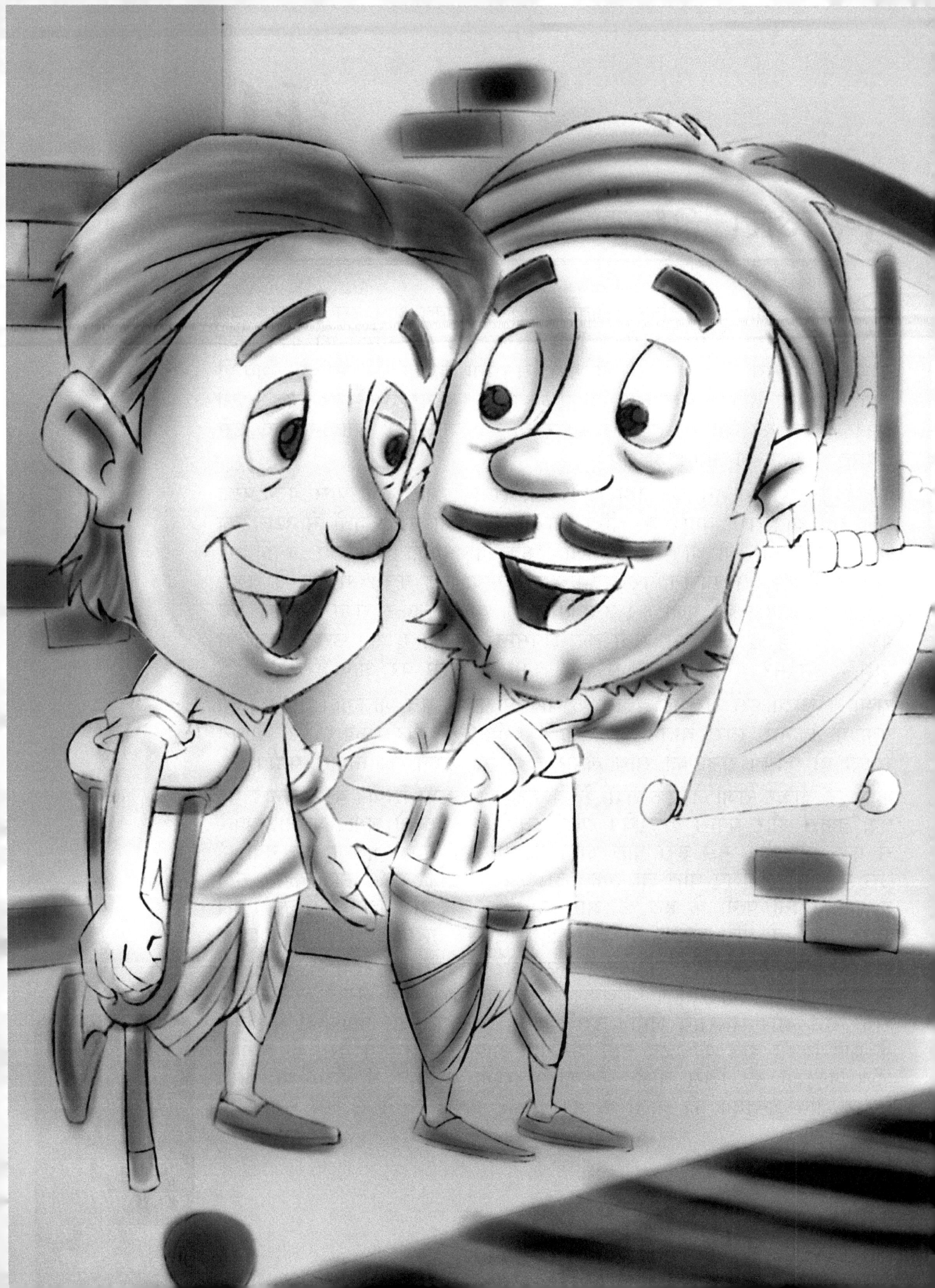

12

माँ का महत्त्व

बहुत समय पहले की बात है, पश्चिमी सुमात्रा के एक छोटे से गाँव में एक महिला अपने बेटे के साथ रहती थी। बेटे का नाम मालिन कुण्डांग था। जब मालिन बहुत छोटा था तभी उसके पिता का देहान्त हो गया था। उसके बाद से माँ-बेटे दोनों बड़ी मुश्किल से गुजर-बसर कर रहे थे। मालिन बड़ा हृष्ट-पुष्ट, हिम्मतवाला और परिश्रमी बालक था। वह रोज समुद्र में मछलियाँ पकड़ने जाता और अपनी माँ को देता। माँ फिर बाजार जाकर मछलियाँ बेच आती थी। एक दिन जब वह समुद्र में अपनी नाव में बैठा मछलियाँ पकड़ रहा था। तभी उसने देखा कि एक व्यापारी की नाव पर कुछ समुद्री डाकुओं ने हमला कर दिया है। मालिन वहाँ पहुँच गया। अपनी हिम्मत और शक्ति से उसने डाकुओं को भगा दिया। यह देखकर व्यापारी बहुत खुश हुआ। व्यापारी ने उसे अपना साझीदार बना लिया। अपनी बेटी से विवाह भी कर दिया।

अब मालिन के पास एक बहुत बड़ा जहाज, व्यापार का समान, कई मजदूर भी थे। इन सब सुख-सुविधाओं ने उसे अभिमानी बना दिया। एक दिन सफर के दौरान उसका जहाज उसके गाँव के नजदीक समुद्र तट पर रुका। गाँव वालों ने उसे पहचान लिया और जल्दी ही यह खबर पूरे गाँव में फैल गयी कि मालिन कुण्डांग बहुत अमीर व्यक्ति बन गया है। जब उसकी माँ सालों बाद यह खबर सुनी, तो वह अपने बेटे से मिलने के लिए समुद्र तट की ओर भागी।

उस वृद्ध महिला ने ममतावश अपने बेटे से मिलने की तीन बार कोशिश की मगर तीनों ही बार वह उस पर चिल्लाया। फिर अन्त में बेटे के ऐसे व्यवहार से वृद्ध महिला का दिल टूट गया। उसने दुखी होकर अपने बेटे को शाप दिया कि यदि वह अपनी माँ से माफी नहीं माँगेगा, तो वह पत्थर बन जायेगा।

जल्द ही शाप ने अपना असर दिखाया। शान्त समुद्र में अचानक ही तूफान आ गया। मालिन का विशाल जहाज टूट-फूट गया। तेज समुद्र की लहरों ने उसे जहाज से उठाकर बाहर फेंक दिया। वह किसी तरह एक छोटे द्वीप तक पहुँचा और अचानक पत्थर का बन गया।

शिक्षा
माँ को तिरस्कृत करने वाले कृतघ्न पुत्र को माँ का शाप और ईश्वर का दण्ड अवश्य मिलता है।

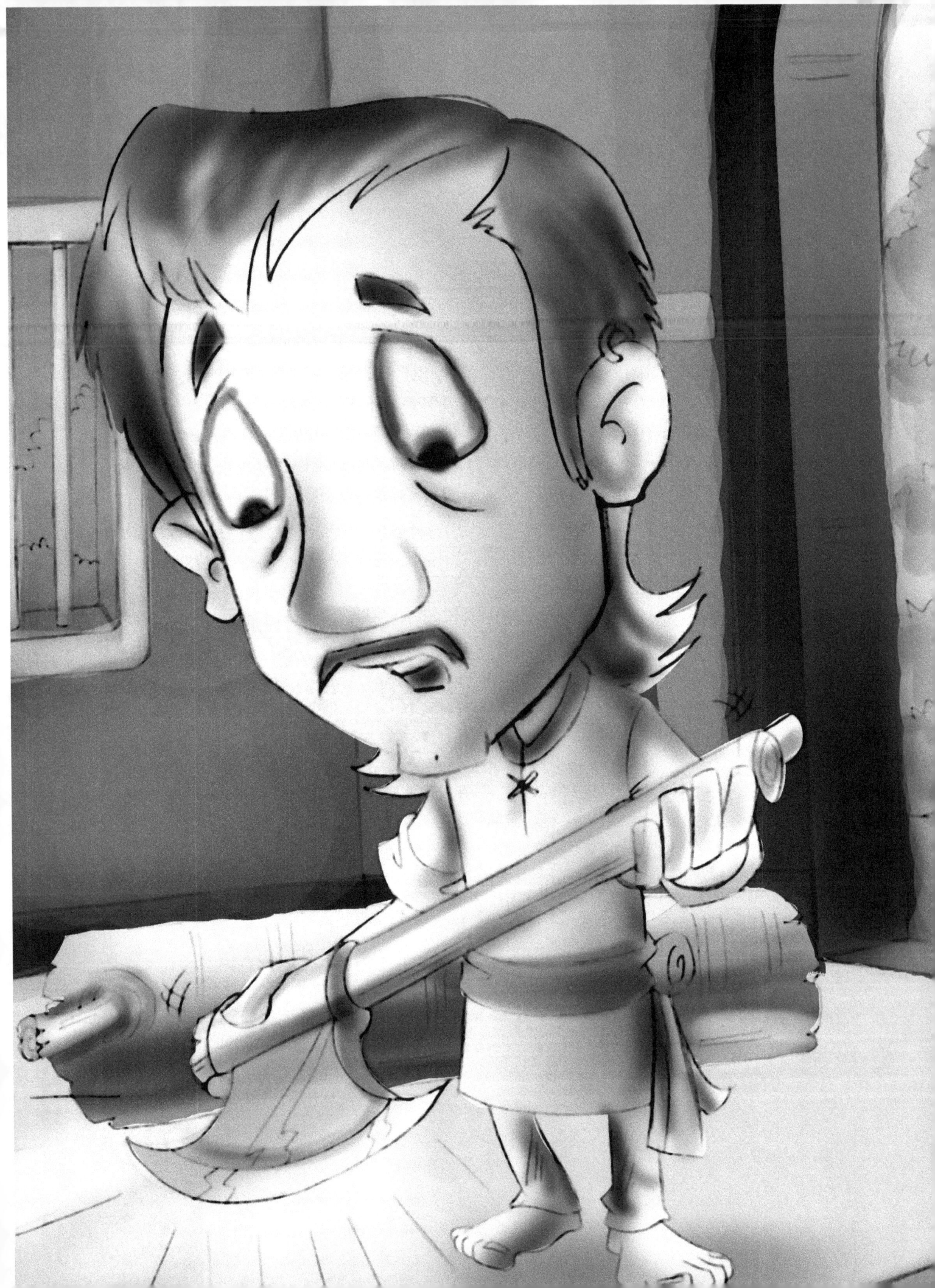

13

अपराध–बोध

श्यामू नामक एक लकड़हारा था। वह रोज जंगल से लकड़ियाँ काट कर लाता और उन्हें बाजार में बेचता। उससे जो कुछ पैसा मिलता, उसी से वह अपने परिवार का पालन-पोषण करता था। एक दिन जब वह लकड़ियाँ काटने के लिए जंगल जाने लगा, तो उसे अपनी कुल्हाड़ी नहीं मिली। उसने सारा घर ढूँढ़ लिया।

उसके पड़ोस में एक लड़का रहता था, मोती। श्यामू को उस पर शक था कि हो न हो कुल्हाड़ी उसी ने चुरायी है, क्योंकि वह जब भी मोती की तरफ देखता, उसे उसकी आँखों में अपराध-बोध नजर आता। कई दिन लकड़ियाँ न काट पाने के कारण श्यामू के घर में अन्न का दाना तक नहीं था। न ही उसके पास नयी कुल्हाड़ी खरीदने के लिए पैसे थे। वह दिन-रात मोती को कोसता रहता।

एक दिन श्यामू अपने घर में पड़े बक्से को हटा रहा था। तभी उसकी नजर बक्से के पीछे पड़ी कुल्हाड़ी पर गयी। उसे खोई हुई कुल्हाड़ी अपने ही घर में मिल चुकी थी। उस दिन जब उसने मोती को देखा, तो श्यामू को उसकी आँखों, बातों या हाव-भाव में कोई अपराध-बोध नजर नहीं आया। उसे महसूस हुआ कि सत्य को जानने के लिए पहले यह देख लेना चाहिए कि हमने मन की खिड़कियाँ तो बन्द नहीं कर रखी हैं। उसने ईश्वर से अपनी भूल के लिए क्षमा माँगी।

शिक्षा
ईश्वर सब कुछ देखता है, यह हमेशा याद रखना चाहिए।

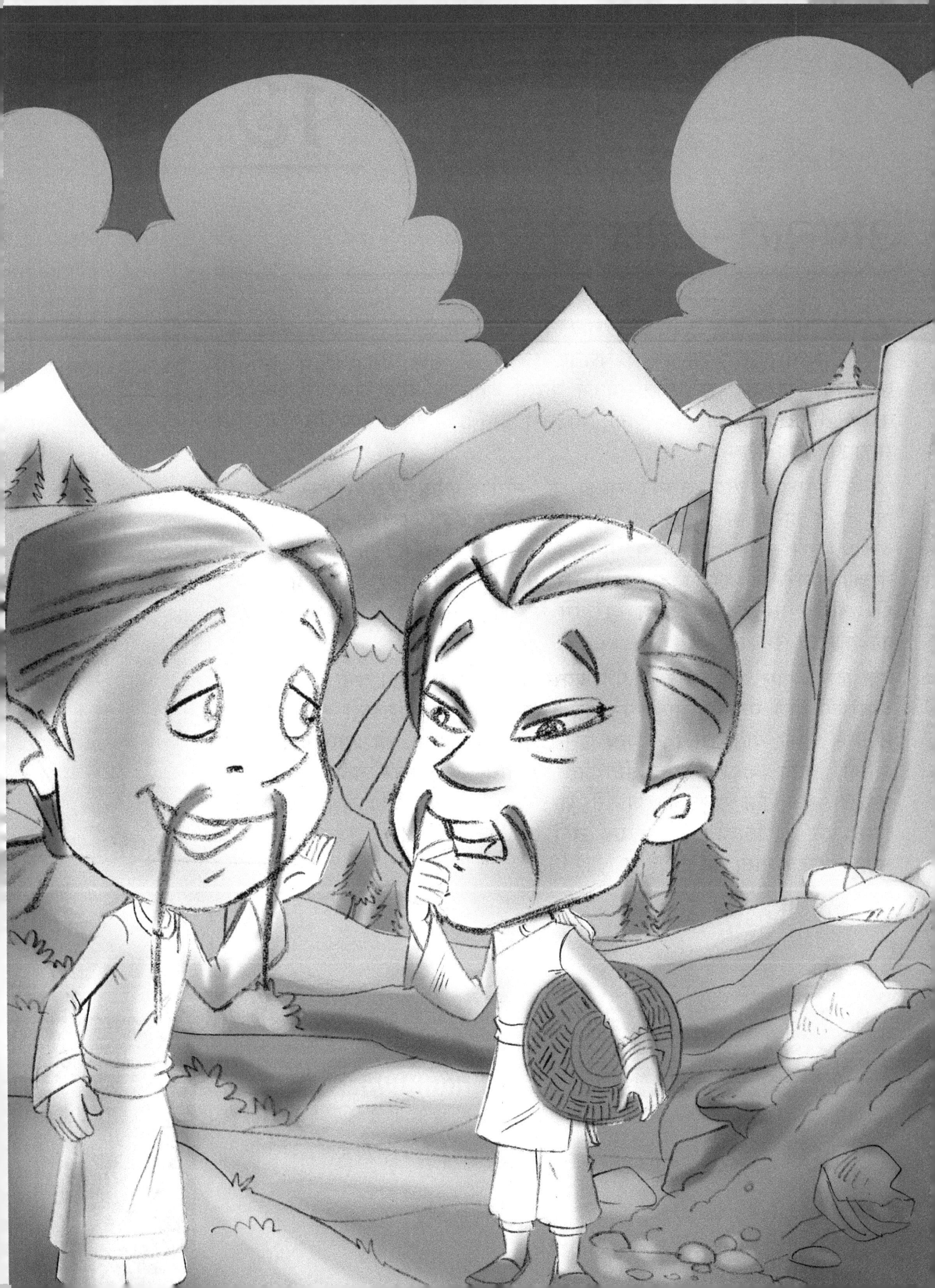

११

समस्या का हल

तई नामक एक व्यक्ति था। उसका घर बहुत बड़े पहाड़ के पास था। जो भी मेहमान उसके घर आता उसे पहाड़ के चारों ओर से घूमकर आना पड़ता था। तई ने इस समस्या का हल निकालने के लिए अपने परिवार से कहा, 'हमें रोज पहाड़ को थोड़ा-थोड़ा काटना चाहिए। एक दिन पहाड़ पूरा कट जायेगा और उसके बीच में से एक रास्ता निकल आयेगा। फिर हमें या किसी भी मेहमानों को आने-जाने में तकलीफ नहीं होगी।' उसका परिवार तई की बात से सहमत हो गया।

अगले दिन तई अपने परिवार के साथ पहाड़ तोड़ने में जुट गया। गर्मियों के दिन थे। वे सभी लोग पसीने में तरबतर होकर भी दिन-रात काम में लगे रहते। कई दिन गुजर गये, वे अब तक पहाड़ का मामूली सा हिस्सा ही तोड़ पाये थे।

एक दिन तई का मित्र लाओ उसके घर आया। जब उसने तई के परिवार को पहाड़ तोड़ते देखा, तो वह अचम्भित हो गया। उसने पूछा, 'यह क्या कर रहे हैं। आप लोग?' तई ने कहा, 'पहाड़ काट रहे हैं ताकि आने वालों को पहाड़ का पूरा चक्कर लगाकर न आना पड़े। पहाड़ के बीच में से रास्ता हो जायेगा, तो लोग सीधे आ सकेगें।' यह सुनकर लाओ बोला, 'इतना विशाल पहाड़ काटकर रास्ता बनाना चाहते हो इससे अच्छा होगा कि तुम अपना घर पहाड़ के दूसरी ओर घाटी में बना लो, फिर तुम्हें और तुम्हारे मेहमानों को तकलीफ नहीं होगी।'

तई को लाओ का सुझाव पसन्द आया और उसने उस पर अमल करना शुरू कर दिया। कुछ दिनों में ही तई ने पहाड़ के दूसरी तरफ अपना घर बना लिया। उसकी समस्या दूर हो गयी। सही कहा गया है, यदि कोई बड़ी समस्या सामने हो, तो उसे सुलझाने के लिए सबसे सरल हल अपनाना चाहिए।

शिक्षा
किसी समस्या के हल के अनेक रास्ते हो सकते है। किन्तु हमेशा सरल और शीघ्रता वाला रास्ता अपनाना चाहिए।

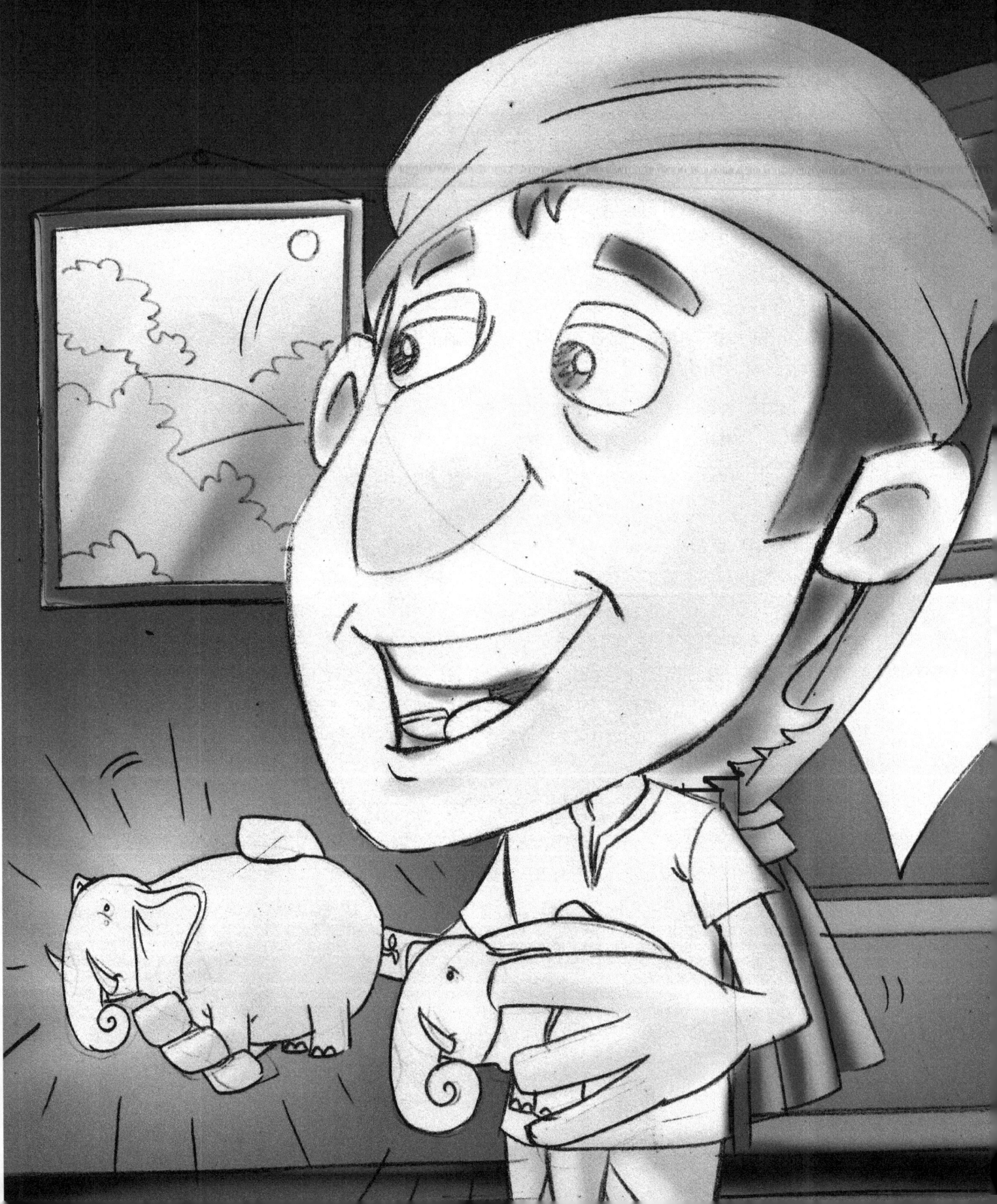

15

सच्चा सुनार

एक गाँव में धनपत नाम का सुनार के चार बेटे थे। एक दिन सुनार ने अपने चारों बेटों को बुलाया और पूछा, 'क्या तुम मुझे सच्चे सुनार की परिभाषा बता सकते हो?' बड़े बेटे ने कहा, 'जो बचाये रुपये में से चार आने, मँझले ने कहा, पचास पैसे खुद की जेब में और पचास ही पायें ग्राहक महाशय।' तीसरे पुत्र ने कहा, रुपये में बारह आना अपना।' सबसे छोटे पुत्र ने कहा, 'रुपये का रुपया भी ले लो और ग्राहक को खुश भी कर दो।'

उनकी बातें एक सेठ सुन रहा था। उसने सुनार के सबसे छोटे बेटे की परीक्षा लेने की सोची। उसने सुनार के छोटे बेटे से पूछा, 'क्या तुम अपनी परिभाषा साबित कर सकते हो?' सुनार के बेटे ने कहा, 'बिल्कुल कर सकता हूँ।' सेठ ने उसे सोने का हाथी अपने घर में बनाने को कहा।

अगले दिन से वह रोज सेठ के घर सोने का हाथी बनाने आने लगा। जब सोने का हाथी पूरा बन गया, तो सुनार के बेटे ने कहा, 'सेठ जी! थोड़ा दही मँगवा दीजिए। 'सेठ जी! इतना सारा दही खरीदने की क्या आवश्यकता हैं आप इस महिला को थोड़ा धन दे दीजिए। मैं इसके पतीले में भरे दही में से ही हाथी को डुबोकर निकाल लूँगा।' सेठ को उसकी बात ठीक लगी। उसने महिला को थोड़ा धन दे दिया और सुनार के बेटे ने दही में सोने का हाथी डुबोकर निकाल दिया।

चमकते हाथी को देखकर सेठ बहुत खुश हुआ। उसने कहा, उसमें तुमने शत-प्रतिशत कमाने की बात कही थी। लेकिन तुम्हारी परिभाषा तो गलत साबित हो गयी। हाथी भी मेरा हो गया और खुशी भी। सुनार का बेटा बोला, असली हाथी मेरे घर चला गया है। आपके पास तो सोने का पानी चढ़ा हुआ नकली हाथी हैं। मैंने दही में असली हाथी डुबोया था, लेकिन निकाला नकली हाथी है। इसे देखकर आप खुश हो गये और मैंने पूरा का पूरा रुपया कमा लिया।' सेठ उसकी बातें सुनकर अचम्भित हो गया। सेठ को अचंभित छोड़ वह अपने घर गया और सेठ का असली सोने का हाथी लाकर सेठ को लौटा दिया।

शिक्षा

अपने हुनर का गलत इस्तेमाल मत करो।

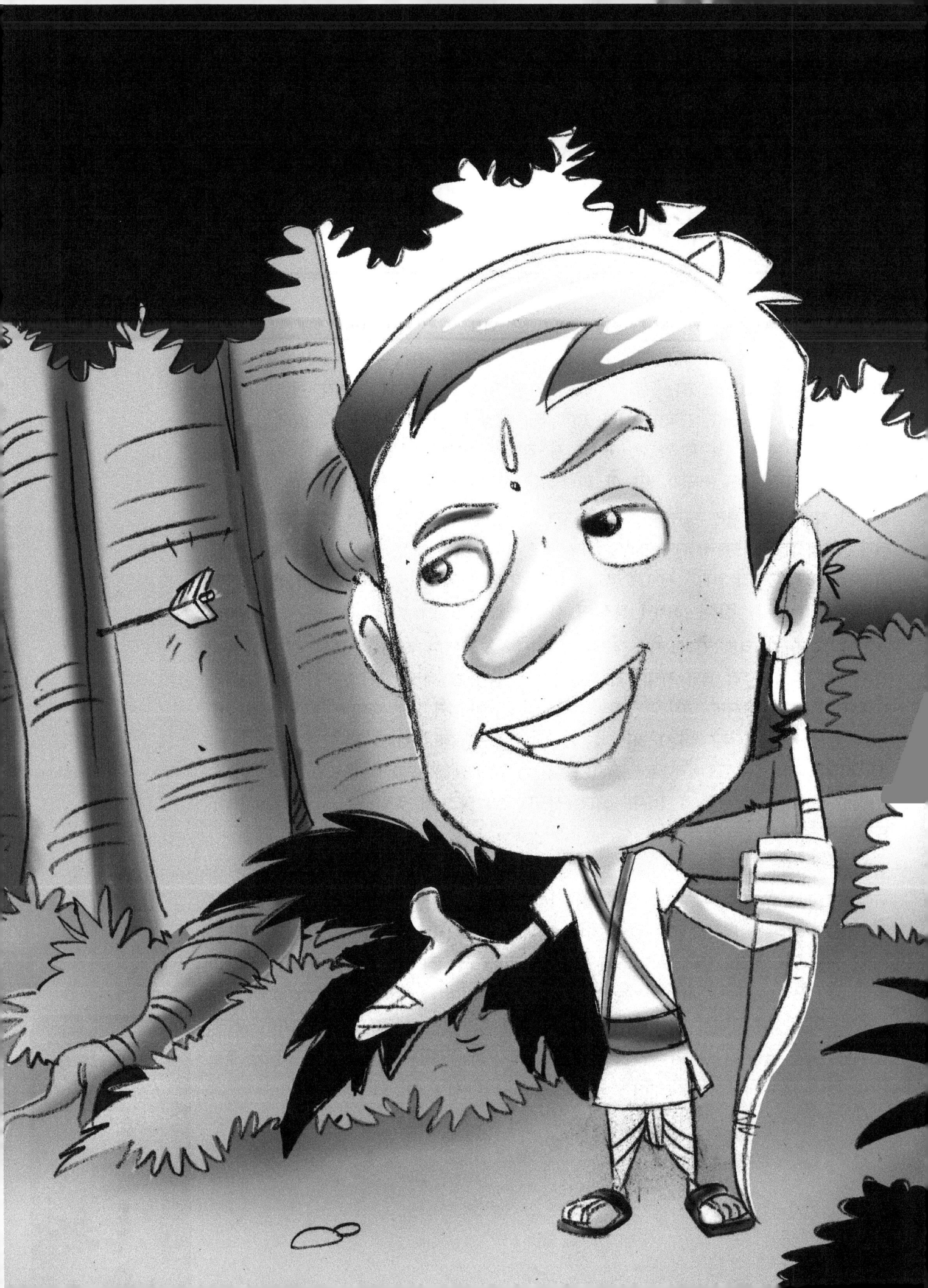

16

घमण्डी धनुर्धर

धनुर्विद्या के कई मुकाबले जीतने के बाद एक शिष्य को अपने कौशल पर घमण्ड हो गया और उसने अपने गुरु को मुकाबले के लिए चुनौती दे डाली। गुरु ने चुनौती स्वीकार कर ली।

अगले दिन शिष्य ने अपनी धनुर्विद्या का प्रदर्शन करने के लिए दूर एक पेड़ पर तीर चलाया। उसके बाद एक और तीर चलाकर निशाने पर लगे तीर को चीर दिया। फिर उसने अहंकारपूर्वक गुरु से कहा 'अब आप अपना कमाल दिखाइए।'

गुरु ने उसे अपने साथ एक पहाड़ तक चलने के लिए कहा शिष्य समझ नहीं पा रहा था कि गुरु के मन में क्या है, इसलिए वह उनके साथ चल दिया। पहाड़ पर चढ़ने के बाद वे एक ऐसे स्थान पर पहुँच गये, जहाँ दो पहाड़ों के बीच गहरी खाई थी। उस पर रस्सियों का पुल बना हुआ था, जो बहुत कमजोर लग रहा था। तेज हवाओं के कारण पुल डोल रहा था। गुरु ने उस पुल के बीचों-बीच जाकर दूर एक वृक्ष को निशाना बनाया। तीर सीधा निशाने पर जाकर लगा।

गुरु ने शिष्य से कहा, 'अब तुम्हारी बारी है। तुम्हारा तीर मेरे तीर के पास लगना चाहिए।' यह कहकर वे एक ओर खड़े हो गये।

डोलता पुल देखकर शिष्य को भय लग रहा था। वह जैसे-तैसे खुद को पुल पर जमाने का प्रयास करते हुए बीच में पहुँचा। तब तक घबराहट के कारण उसे बहुत पसीना आ रहा था। पसीने से भींग चुकी हथेलियों के कारण उसका धनुष हाथ से फिसलकर खाई में जा गिरा।

जैसे ही उसकी नजरें अपने गुरु से मिलीं वह शर्मिन्दा हो गया। तब गुरु ने कहा, 'इसमें कोई सन्देह नहीं है कि तुम धनुर्विद्या में बेमिसाल हो, लेकिन उस मन पर तुम्हारा नियन्त्रण नहीं है, जो तीर को निशाने से भटकने नहीं देता।' शिष्य ने गुरु से क्षमा माँगी और कभी घमण्ड न करने की कसम खायी।

शिक्षा

बड़ों के समक्ष घमण्ड करना शर्मिन्दा करता है।

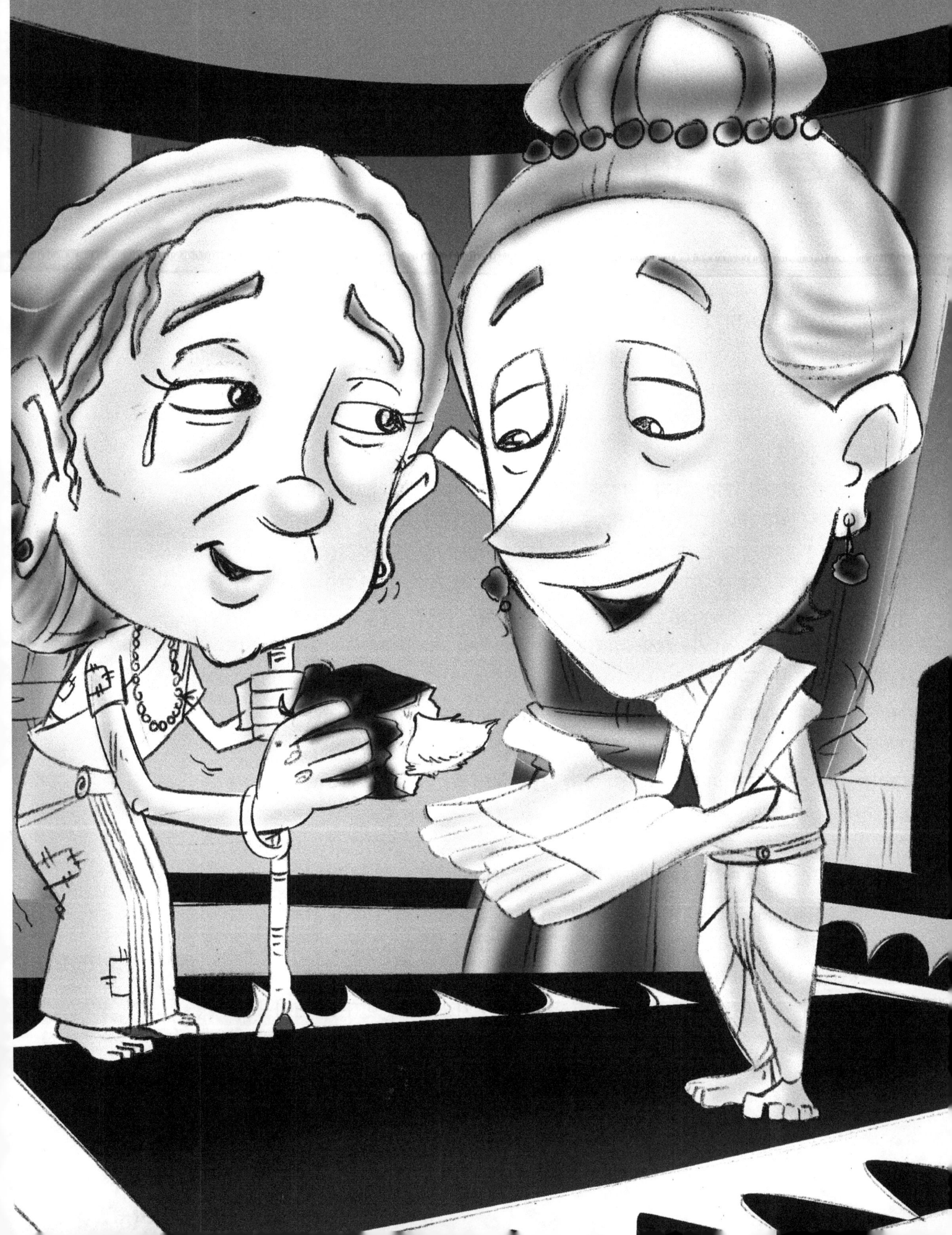

17

सबसे बड़ा दान

कई दिनों के विहार के बाद भगवान बुद्ध मगध की राजधानी से प्रस्थान करने लगे। वहाँ के निवासियों को जब बुद्ध के जाने की सूचना मिली, तो वे भेंट लेकर बुद्ध के दर्शन को पहुँचे। सम्राट बिम्बसार भी अपनी तरफ से कीमती भेंट लेकर पहुंचे। दान स्वीकार करने के लिए बुद्ध अपना दायाँ हाथ उठाकर स्वीकृति दे रहे थे।

हजारों लोगों की भीड़ में एक वृद्धा भी बुद्ध को उपहार देने आयी। जब वह बुद्ध से मिली, तो बोली, 'भगवान! मैं बहुत निर्धन हूँ। मेरे पास आपको देने के लिए कुछ भी नहीं है। पेड़ से गिरा एक आम पड़ा मिला था। वही आपको अर्पित करना चाहती हूँ।' उसने अपने द्वारा आधा खाया आम बुद्ध के आगे कर दिया।

आधे आम को देखकर बुद्ध ने पूछा, 'माई! आधा आम कहाँ गया?' वृद्धा बोली, 'मैं आम खा रही थी, तभी आपके प्रस्थान का समाचार सुना। आपको देने के लिए मेरे पास और कुछ तो था नहीं, इसलिए मैं यही आधा खाया आम आपको भेंट करना चाहती हूँ।' बुद्ध अपने आसन से उठकर नीचे आये और उन्होंने दोनों हाथ फैलाकर वृद्धा का आधा आम स्वीकार कर लिया।

सम्राट बिम्बसार ने चकित होकर बुद्ध से पूछा, 'भगवन! एक से बढ़कर एक बहुमूल्य उपहार तो आपने केवल हाथ हिलाकर ही स्वीकार कर लिये, लेकिन इस वृद्धा के जूठे आम को लेने के लिए आप आसन से नीचे उतरकर आ गये। इसके आम में ऐसी क्या विशेषता है?'

बुद्ध मुस्कराकर बोले, 'आप लोगों ने मुझे जो कुछ भी दिया हैं, वह तो आपकी सम्पत्ति का कुछ अंश है। आप लोगों के मन में दान करने का अहंकार भी है। जबकि इस वृद्धा के पास जूठे आम के अलावा मुझे दान देने के लिए कुछ भी नहीं था। उसने मेरे प्रति अपार प्रेम और श्रद्धा रखते हुए अपना सर्वस्व अर्पित कर दिया है, फिर भी उसके मुख पर नम्रता और करुणा है।'

शिक्षा

प्रेम और करुणा से पूर्ण नि:स्वार्थ दान सबसे श्रेष्ठ दान है।

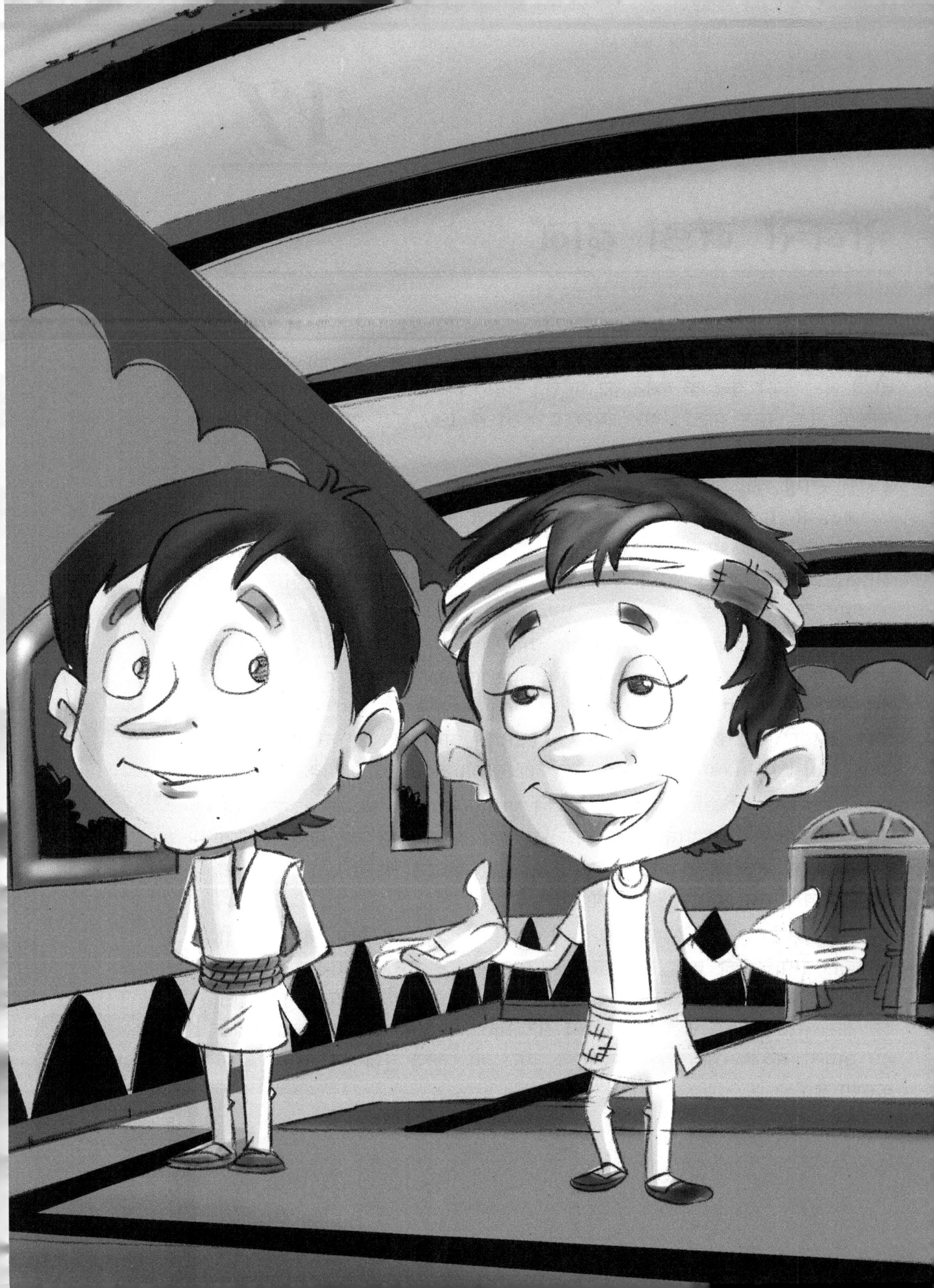

18

शिक्षा बड़ी या धन

एक बार राजा रतन सिंह शिकार खेलने जंगल में गया। शिकार की खोज में वह बहुत दूर निकल गया। उसके सारे साथी और सेवक काफी पीछे छूट गये। अब तो राजा का घोड़ा भी थकान के मारे हलकान होने लगा था। खुद राजा का भी प्यास के मारे बुरा हाल था। तभी उसे मवेशी चराने आये दो बालक दिखायी दिये। राजा ने उनसे कहा, 'मुझे और मेरे घोड़े को बहुत प्यास लगी है। क्या पीने के लिए थोड़ा पानी मिल सकता हैं?' दोनों बालकों ने तुरन्त पानी का इन्तजाम किया।

राजा उनकी सेवा से बहुत खुश हुआ और इनाम लेने के लिए राजदरबार में आने का न्योता दिया। दूसरे दिन दोनों बालक राजदरबार में पहुँच गये। राजा ने दोनों से कहा, 'वे अपना मनचाहा पुरस्कार माँग सकते हैं।' उन दोनों के पास न तो स्वयं के मवेशी थे और न ही जमीन।

इसलिए एक बालक ने राजा से कुछ मवेशी और थोड़ी-सी जमीन माँगी। अब दूसरे बालक की बारी थी। उसने कहा, 'गरीबी के कारण मेरे माता-पिता मुझे पढ़ा नहीं सके। मैं पढ़-लिख कर बुद्धिमान बनना चाहता हूँ।' इस पर राजा ने पहले बालक को मवेशी व जमीन देकर विदा कर दिया और दूसरे बालक को अपने पास रख कर खूब पढ़ाया-लिखाया। शिक्षा प्राप्त करने के बाद राजा ने उसे एक गाँव का हाकिम बना दिया।

कालान्तर में अकाल पड़ा। पहले बालक के मवेशी मर गये और जमीन भी बिक गयी। दूसरी ओर अपनी अक्ल से हाकिम बना बालक ठाठ-बाट से अपना जीवन जी रहा था।

शिक्षा

धन से बड़ी शिक्षा होती है, क्योंकि शिक्षा प्राप्त करके धन कमाया जा सकता है।

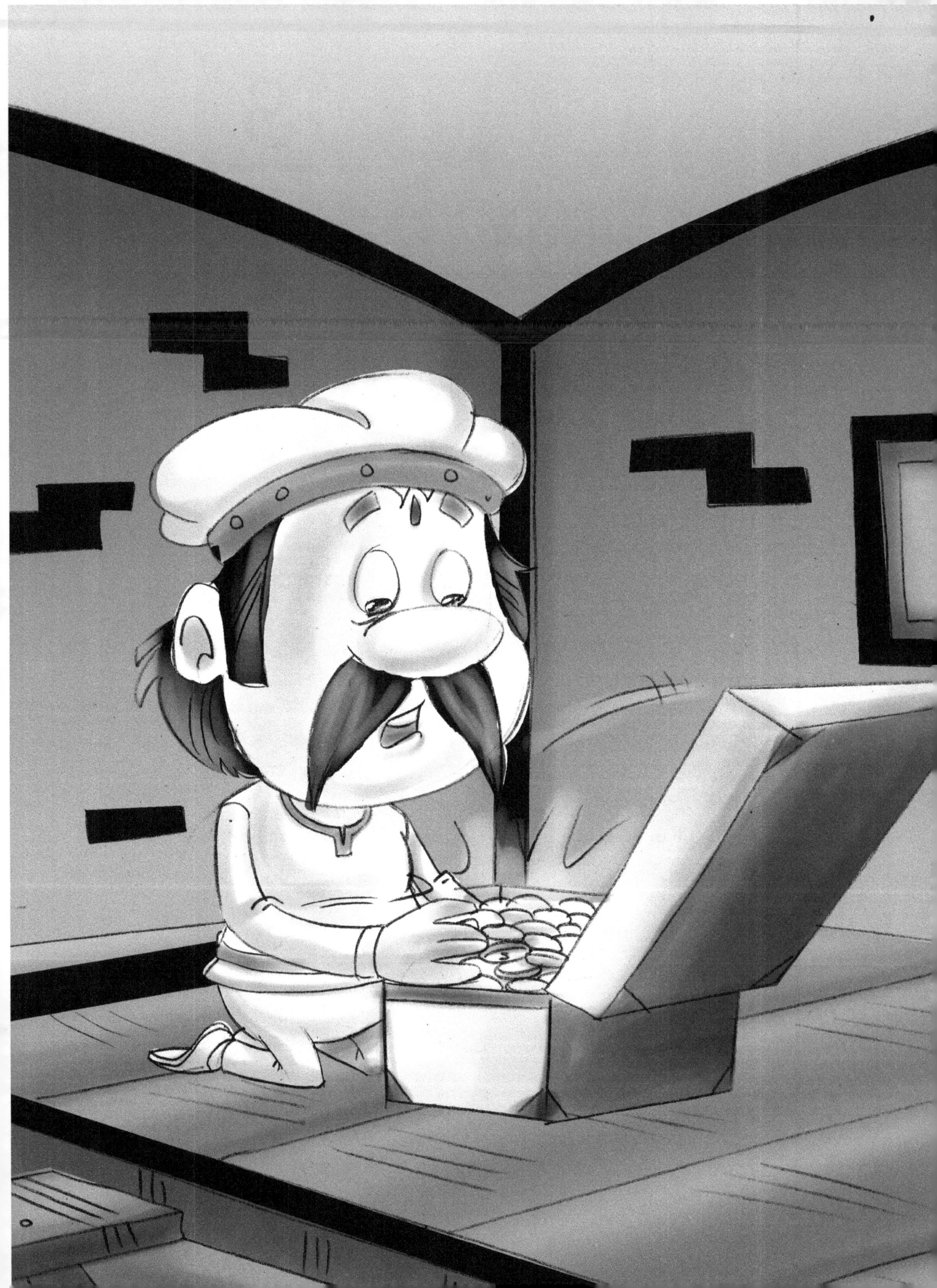

19

छप्पर फाड़ के

एक गाँव में रामू नाम का एक किसान रहता था। वह बहुत ही ईमानदार और भोला-भाला था। वह सदा ही दूसरों की सहायता करने के लिए तैयार रहता था। एक बार की बात है कि शाम के समय वह दिशा मैदान (शौच) के लिए खेत की ओर गया। उसके बाद वह ज्योंही घर की ओर चला उसके पैर में एक अरहर की खूँटी (अरहर काटने के बाद खेत में बचा हुआ अरहर के डण्ठल का थोड़ा बाहर निकला हुआ जड़ सहित भाग) गड़ गयी। उसने सोचा कि यह किसी और के पैर में गड़े इससे अच्छा है कि इसे उखाड़ दूँ। उसने जोर लगाकर खूँटी को उखाड़ दिया। खूँटी के नीचे उसे कुछ सोने की अशर्फियाँ दिखायी दी।

उसने सोचा कि ये अशर्फियाँ पता नहीं किसकी हैं? मुझे नहीं उठानी चाहिए। अगर ये अशर्फियाँ मेरे लिए हैं, तो राम ने दिखाया, वही घर भी पहुँचाएगा।' इसके बाद घर आकर उसने यह बात अपनी पत्नी .को बतायी। रामू की पत्नी उससे भी भोली थी, उसके पेट में यह बात नहीं पची और जाकर पड़ोसी को बता दी। पड़ोसी बड़ा ही घाघ था। रात को जब सभी लोग सो गये तो उसने अपने घरवालों को जगाया और कहा, 'चलो, हम लोग अशर्फियाँ खोद लाते हैं।' वे सभी कुदाल आदि लेकर खेत में पहुँच गये। उन्होने बतायी हुई जगह पर खोदा। सभी के चेहरे खुशी से खिल गये क्योंकि वहाँ एक नहीं पाँच-पाँच बटुलियाँ (धातु का एक पात्र) थीं। पर पड़ोसी ने ज्योंही उन्हें खोला सभी में अशर्फियाँ नहीं अपितु बड़े-बड़े पहाड़ी बिच्छु थे। पड़ोसी ने कहा, 'रामू ने हम लोगों को मारने की योजना बनायी थी। हमें इसका जवाब देना ही होगा।' उसने अपने घरवालों से कहा, 'पाँचों बटुलियों को उठाकर ले चलो और रामू का छप्पर फाड़कर इन बिच्छुओं को उसके घर में गिरा दो ताकि इन बिच्छुओं के काटने से पति-पत्नी दोनो की इहलीला समाप्त हो जाये।' घरवालों ने वैसा ही किया। वे रामू का छप्पर फाड़कर बिच्छुओं को उसके घर में गिराने लगे। लेकिन धन्य है ऊपरवाला और उसकी लीला। जैसे-जैसे बिच्छू घर में गिरते अशर्फी बनते जाते। सुबह जब रामू उठा, तो अशर्फियों को देख पहले भगवान को धन्यवाद दिया और पत्नी से कहा, 'देखा! देने वाला जब भी देता, देता छप्पर फाड़ के।'

शिक्षा

ईश्वर जब कृपा करता है, तब छप्पर फाड़कर देता है।

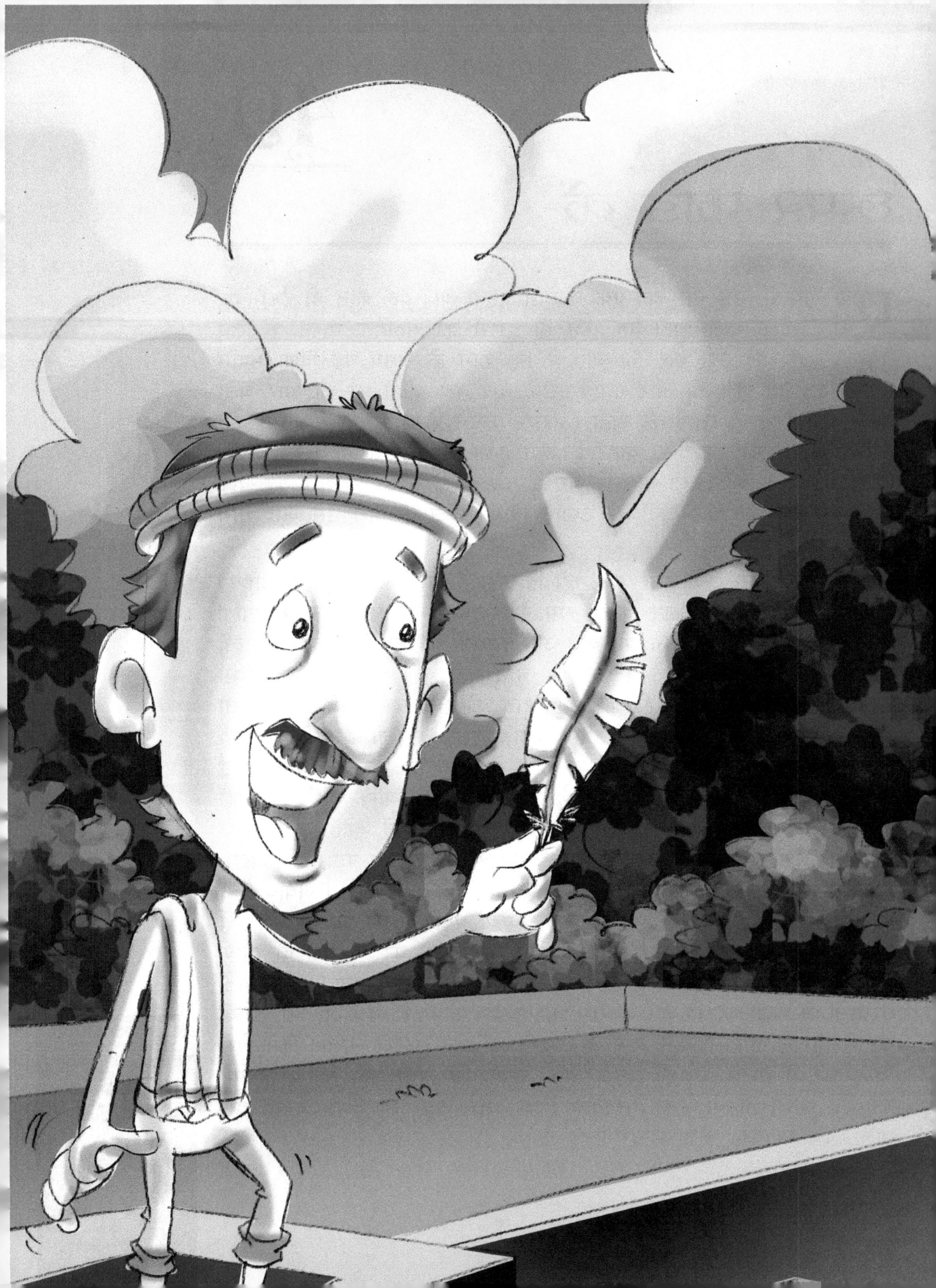

50

भाग्य और पुरुषार्थ

अवन्तिपुर में मनोहर नामक एक व्यक्ति रहता था। वह खाट पर पड़ा-पड़ा अपने भाग्य को कोसता रहता। एक बार उसने कहीं सुना कि भाग्य पुरुषार्थियों का साथ देता है। जो पास में है, उसी से शुरूआत करनी चाहिए। उसने इसे आजमाने की ठानी और तीन सन्तरे लेकर जंगल की ओर पैदल निकल पड़ा। यह तीन सन्तरे ही उसके पास थे। घने जंगल में उसका सामना दो-तीन सेवकों को साथ में लिये हुए एक युवती से हुआ। वह किसी धनी व्यापारी की पत्नी थी, जिसका गला प्यास के मारे सूख रहा था, पर पास में पानी नहीं था। मनोहर के दिये सन्तरों के रस से उसकी जान बची। बदले में उसने कपड़ों के तीन थान मनोहर को दिये। मनोहर ने तीन थानों के बदले एक घोड़ा खरीद लिया। घोड़े पर बैठकर वह आगे रवाना हुआ। रास्ते में उसे एक वृद्ध दम्पति मिले, जिनसे चला नहीं जा रहा था। मनोहर ने उन्हें अपना घोड़ा दे दिया। आभारी होते हुए वृद्ध ने इसके बदले मनोहर को अपने खेत का एक टुकड़ा दिया। खेत के टुकड़े पर मनोहर ने साल भर पसीना बहाया और वहाँ अच्छी फसल हुई। फसल बेच कर मनोहर ने अपने लिए एक छोटा-सा घर बनाया। मनोहर की सम्पन्नता देखकर एक किसान ने अपनी पुत्री का विवाह मनोहर के साथ कर दिया और मनोहर सुखपूर्वक अपना जीवन व्यतीत करने लगा। अब मनोहर जिससे भी मिलता, उससे कहता कि भाग्य से मिले तीन सन्तरे भी पुरुषार्थी का जीवन बदल सकते हैं और निठल्ले उसे खाकर खत्म कर सकते हैं।

शिक्षा

भाग्य और पुरुषार्थ दोनों का मिलना ही सफलता दिलाता है।

Quiz Books
(प्रश्नोत्तरी की पुस्तकें)

ENGLISH IMPROVEMENT
(अंग्रेजी सुधार)

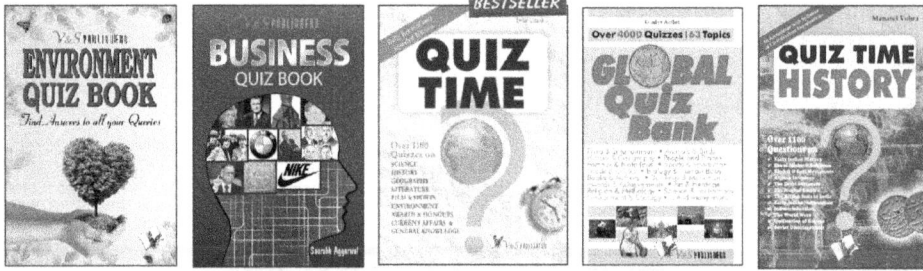

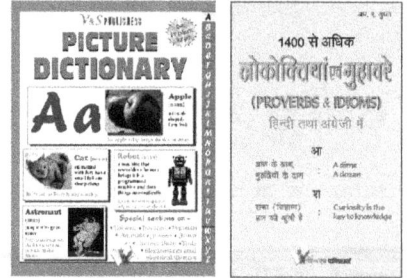

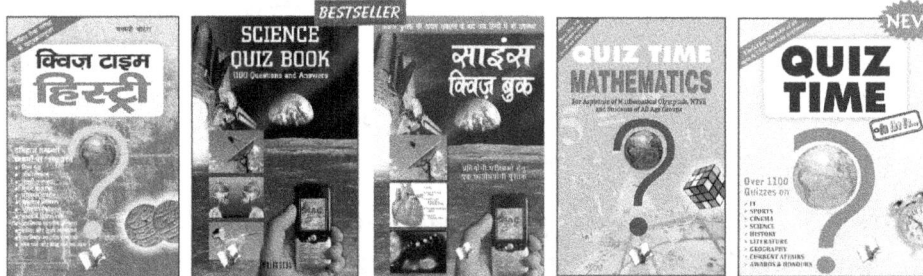

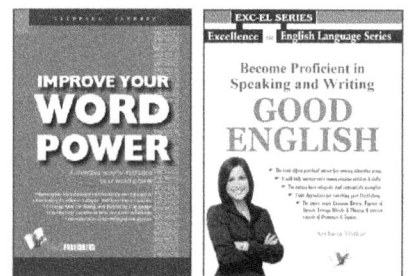

DRAWING BOOKS (ड्राइंग बुक्स)

BIOGRAPHIES (आत्म कथाएँ)

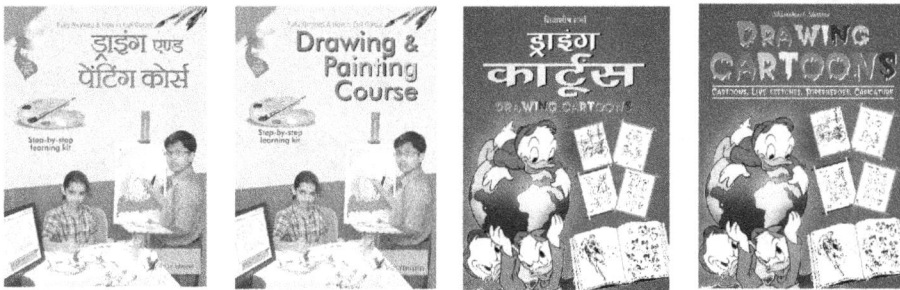

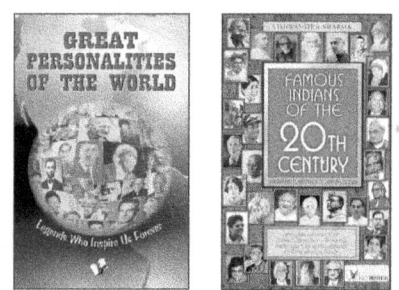

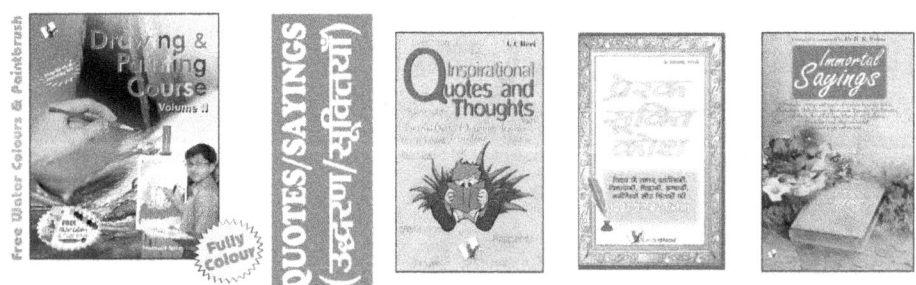

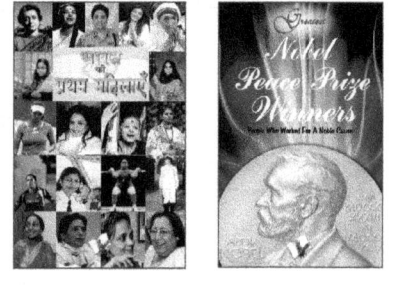

PUZZLES (पहेलियाँ)

COMPUTER

ACTIVITIES BOOK (एक्टिविटीज बुक)

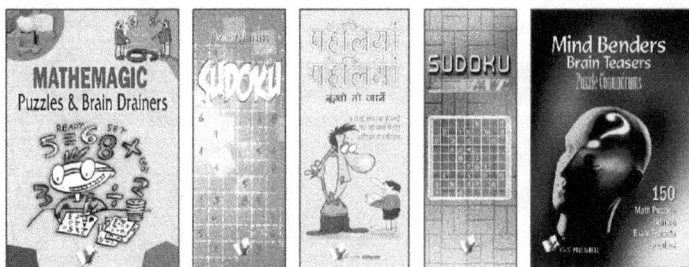

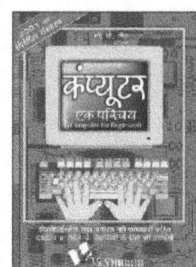

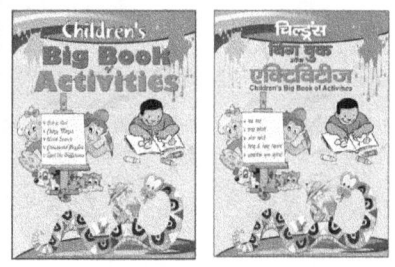

Contact us at sales@vspublishers.com

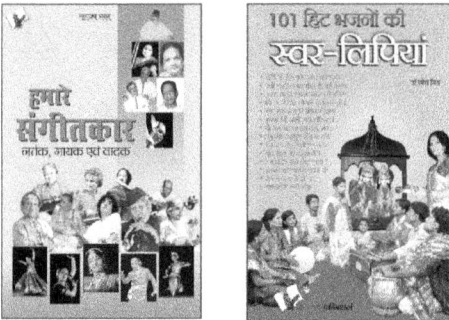

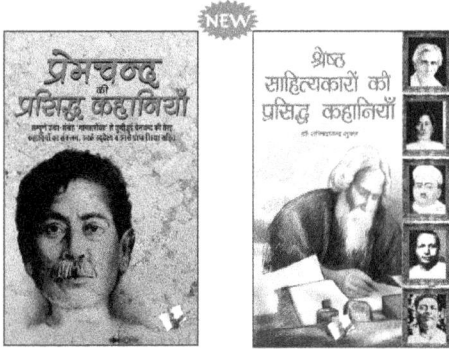

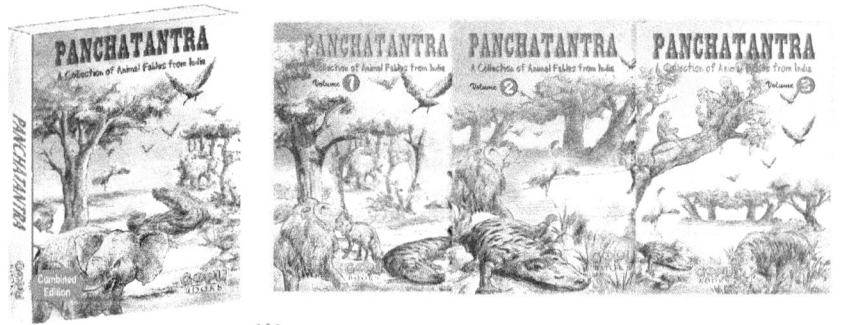

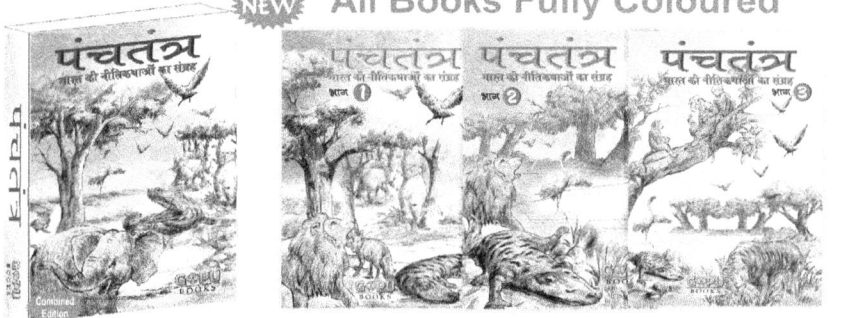

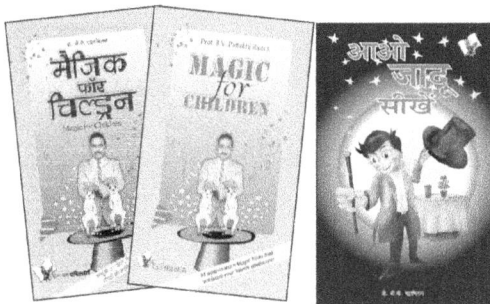

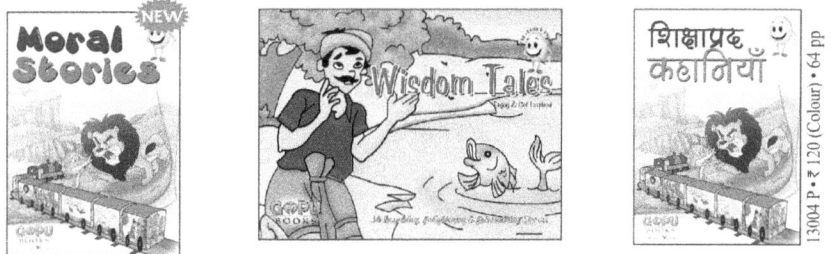

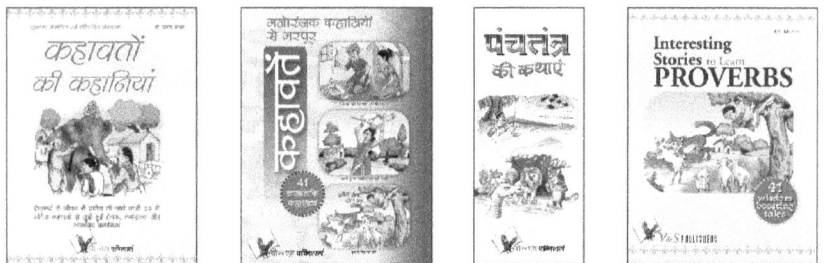

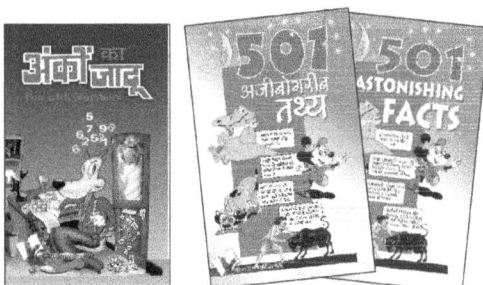

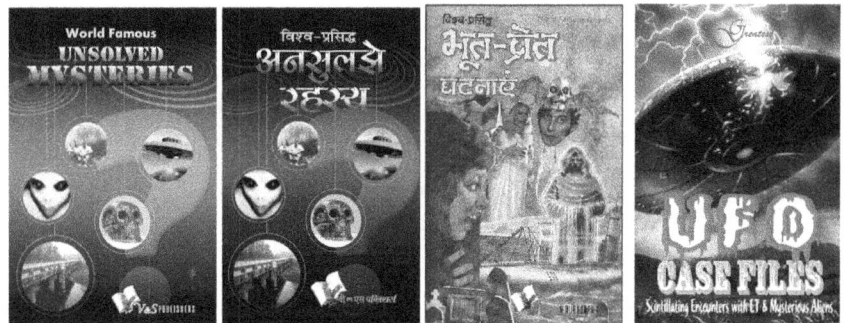